改訂5版 看護研究 サポートブック

NURSING RESEARCH SUPPORT BOOK

研究計画書が ラクラク 完成！

［著］足立 はるゑ

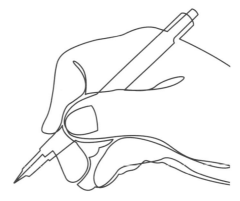

MC メディカ出版

改訂にあたって

　本書『看護研究サポートブック』の特徴は、**オリジナルのワークシート**を記載していくことにより、研究計画書作成のプロセスを自然に踏めるような構成になっていることです。また研究の初心者がイメージしやすいように、具体例も提示してきました。

　おかげさまで研究の初心者である学生さんや看護師のみなさまに愛読され、発刊から17年が経過しました。直近の改訂第4版では質的研究の追加、研究計画書の具体例等多くの加筆をし、また「課題レポートの書き方」についても加えました。

　今回第4版の改訂後5年を経て、今日なお愛読されている現状に鑑みて、さらに内容の充実を図るために以下の改訂をしました。特に、これまで記載されていなかった「研究発表について」と、「簡便な研究構想シート」の具体例を加筆したことが特徴です。

【改訂分】

1. 研究の種類における「文献研究」の内容をより詳細に解説
2. 文献リストの書き方をより詳細にした（文中での書き方等）
3. 抄録の具体例を追加
4. 新たに「研究発表について」（第3章6節）において研究成果の発表について詳細に解説
5. 新たに「研究構想シート」の具体例3例を追加

　本書がみなさまの研究活動に役立つことで、看護実践の質向上に資することを願っています。

　2022年11月

　　　　　　　　　　　　　　　　　　　　　　　　　　　足立はるゑ

　看護における研究は看護学あるいは看護実践に貢献できる知見を得るために行われます。その意味において研究は看護研究者のみで行えばよいというものではなく、看護職者すべてが研究的態度をもって取り組むことが、人びとによりよい看護を提供するうえで必要です。

　しかし、一方では研究に関する基礎的な知識や技法が、いまだ十分身についているとはいえない現状があります。大学の学部生の看護研究の講義を担当していますが、研究の初心者である学生がもっとも時間を要し、苦悩するのが研究テーマ（研究課題）を明確にするまでの過程であることを実感しています。研究というからには何か大きなことに取り組まなければならないと思っていたり、複雑な統計処理をするのが研究であるといった先入観をもっていることが多いようです。また、研究は難しく、つらいものであるといった思いも抱いています。

　当校の卒業研究のねらいは「看護研究のプロセスを体験をとおして学ぶ」ことですが、その過程で疑問や未知なことを明らかにしていく楽しさ・おもしろさをどうしたら体得してもらえるか、頭を悩ませていました。そんなおり、研究に関する参考書に共通して欠落している点に気づいたことが発端で、本書に掲げたワークシートを用いた学習方法を思い立ったというわけです。

　看護研究に関する参考書に共通した欠落事項というのは、どの本もテーマを絞りこむまでの過程が簡潔すぎて、初心者が具体的にテーマを設定するまでに何を考え、どうすればよいかを示しているものが少ないことです。つまり、その部分をていねいに記述してある書物はごく少数で、具体例もほとんどなかったのです。

　そこで、その部分をわかりやすく具体的に示すことができれば、大学の学部生であっても学習がスムーズに進み、探究する楽しさを味わうことができるようになるだろうと考え、ワークシート作成を課題として取り入れてきました。今回、ワークシートの課題作成から3年が経過し、学生からも好評であったので本書をまとめることにしました。

　本書は研究の初心者向けに調査研究を主として作成してあります。内容は「看護研究の基礎知識」「ワークシートによる研究の進め方」「研究のまとめ方」の3部構成になっています。初心者がつまずきやすい部分、表現が難しいと思われる部分には具体的な例を挿入しました。具体例はかならずしも模範になるとは限りませんが、参考にすることでイメージができればいたずらに時間を費やすことは少なくなると考えています。

　本書が研究に初めて取り組む人を対象に書いてあることから、研究の経験者はもの足りなさを感じるでしょうが、さらに専門書を読み、ステップアップされることを期待しています。

2005年1月

足立はるゑ

CONTENTS

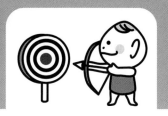

資料ダウンロード方法

本書の資料は、WEB ページからダウンロードすることができます。以下の手順でアクセスしてください。

■メディカ ID（旧メディカパスポート）未登録の場合

メディカ出版コンテンツサービスサイト「ログイン」ページにアクセスし、「初めての方」から会員登録（無料）を行った後、下記の手順にお進みください。

https://database.medica.co.jp/login/

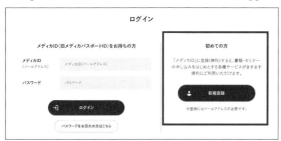

■メディカ ID（旧メディカパスポート）ご登録済の場合

①メディカ出版コンテンツサービスサイト「マイページ」にアクセスし、メディカ ID でログイン後、下記のロック解除キーを入力し「送信」ボタンを押してください。

https://database.medica.co.jp/mypage/

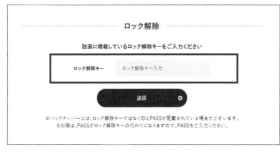

②送信すると、「ロックが解除されました」と表示が出ます。「ファイル」ボタンを押して、一覧表示へ移動してください。

③ダウンロードしたい資料のサムネイルを押すと「ダウンロード」ボタンが表示され、資料のダウンロードが可能になります。

ロック解除キー　kankenwsheet

第1章
看護研究の基礎知識

この章のねらい

　いまある科学の研究成果は、これまでの人類が開発し、発展させてきた知恵の結集です。ある学問がどれだけ発達しているかということは、その学問が扱う事象や現象の概念化・理論化がどれだけなされているかということでもあります。看護の領域では長い間、経験主義で看護業務が行われてきましたが、看護における事象や現象を科学的に追究し検証することが、問題解決を促進し、よりよい看護の提供につながることは周知の事実となっています。

　そういった意味から看護に携わる者が日常の看護実践を研究的なアプローチによって取り組むことは、実践を論理的に整理することや新しい発展を生み出すことにつながります。このような実践を導き出すには当然のことながら研究に関する基礎的な知識が要求されます。

　この章では、研究に関する基礎的な知識を中心に要点を述べます。

1 看護研究とは何か

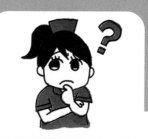

研究とは何か

1 研究の定義

研究についての定義はさまざまな表現で述べられています。以下にその一部をあげてみました。何か共通点が見えてくるはずです。

① 研究とはよく調べ、考えて真理をきわめることである。(『広辞苑』より)

② 研究とは未解決な問題に一般的、普遍的解答を与える作業のことである[1]。

③ 研究とはある疑問を解明するためにもっとも適切と考えられる方法を計画し、計画にもとづいてデータを集め、そのデータが示す結果から結論を導くというプロセスをふんで何らかを明らかにすることである[2]。

④ 研究とは疑問に答え、問題を解決するために順序だった科学的方法を用いる系統的な探究である[3]。

⑤ 研究とは科学的なプロセスを用いて、関心のある特定の領域(問題)に関して新しい知識を探究することである[4]。

これらを整理してみると、研究とは未知な事柄や問題を探究し、明らかにすることだといえます。つまり、新知見の発見であり、その方法は科学的であることが重要です。

2 新知見と科学的方法

前述したように、新知見(独創性)とはこれまでに明らかになっていない未知なことを解明することです。その内容には一般的に以下のことが含まれています。

① 新しい現象・事実の発見

② 新しい技術の開発

③ 従来の解釈・見解とは異なる所見

④ 研究の切り口(側面)の違い

⑤ 研究方法の斬新さ

⑥ 特徴的な分析方法

では、科学的な方法とはどういうことでしょう。その要件をまとめてみます。

① 問題を探究する過程、つまり客観的なデータを得るためのデータ収集方法が、信頼できる客観的な方法であること。

② 考え方に筋道が通っていること(論理性)。

③ 結果に影響を及ぼす要因が考慮(制御)されていること。

以上のような点が満たされる必要があります。

看護研究とは何か

1 看護研究の定義

看護研究とは、看護に関して看護学の視点から行われる研究のことをいいます。和田ら[5]は「看護研究とは看護ケアに対する現象の科学的根拠を明らかにして法則性を見いだし、看護を学問として体系化するために組織だった科学的方法を用いて行う系統的な探究」だと述べています。

看護研究は、看護の役割や機能、目的などにかなう研究でなければなりません。看護とは健康問題に関する生活への支援活動です。よって、看護の対象に安全で安楽な看護を実施し、QOL 向上に寄与するうえで有用な研究のことをさします。また、いまだ明らかになっていない看護活動における現象もこの範疇に入ります。

2 研究における看護学的視点

しかし、過去の研究において看護研究とは書いてあるものの、看護にとって意味の薄い内容であったり、あるいは看護とはあまり関係のない医師の診断治療に貢献する内容であったりするケースが少なからず見受けられました。

これは、看護が学際的な要素をもち、人間の反応や看護の現象を扱う分野であるために、心理学、社会学、医学などの多くの学問領域の原理や理論を活用して研究が行われることに起因すると考えられます。いっぽう、それだけ看護学の学問体系が確立されていないことも示しています。これは研究者自身の看護観が問われる問題でもあります。

3 看護研究の実践的意義と理論的意義

看護研究というからには、自分が研究しようと思っていることが看護のどの部分にどのように役立つか（実践的意義、理論的意義）、あらかじめ明確にしておく必要があります。このことは研究者の研究テーマや問題意識が、今日の日本の看護の現状とどのようにかかわっているかをみる指標にもなり、論文にも明記することが求められます。

例 看護研究の実践的意義、理論的意義を明確にする

●この研究は、看護技術の開発につながるのか

　　　　　ケアの判断基準作成に貢献するのか

　　　　　合併症の予防を図るのか

　　　　　患者のセルフケアを高めるのに役立つのか

研究は何のために行うのか

1 研究の意義

ここまで研究とは何か、看護研究とは何かについて考えてきました。次に、なぜ研究を行うのかについて考えてみましょう。

看護研究は実際の看護の現場で行われる看護実践の向上と看護学の発展のためになされるものであり、単に研究者の興味や思いつきで行うものではありません。1回きりの研究ではなく、地道な研究を継続的に行うことで看護実践の質の向上に貢献することができます。

したがって、看護研究は看護者が人びとのためによいケアをしたい、そのためにどのようにしたらよいかという探究心が源となり、それが熟成し研究へ向かうものです。

以下に研究の意義についてあげてみます。

① 研究はその分野の実践を向上させるために行われます（科学的知識体系の発展）。

→科学的根拠の蓄積がよりよい看護（実践の質の向上）を導きます。

例 研究の意義は看護実践の質の向上

● 同一体位が及ぼす循環障害の経時的変化を測定し、その結果を対象別に検証することで、適切な体位変換時間を判断できる。→褥瘡防止

② 研究の成果を活用し、問題、疑問、困難を解決します。

→学問の発展、社会の発展、人びとの幸福に寄与します。

③ 仕事の水準を高め、新しいものの創造に貢献します。

→研究によって見いだされた新しい知見は、人びとの健康状態の改善や生活の質の向上に役立ちます。

2 研究と問題解決の違い

研究することと問題の解決を図ることは密接な関係があります。研究は問題を解決する目的で行われたり、研究で得られた新しい知識を問題解決に活用する目的で行われたりします。しかし、研究をすることと問題を解決することには、以下のような本質的な違いがあります。研究と問題解決は、別のものであることを知っておきましょう。

A 問題解決

通常、直接的、実際的な問題を解決することです。結果の一般化・普遍化は必要ありません。したがって、方法の厳密さは研究ほど問われていません。研究のプロセスにそって当面の問題が解決できればよいと考えます。

問題解決はある状況下での限られた対象においてのみ活用できます。客観的事実にもとづいた分析であれば、このような研究もあってもよいでしょう。

B 研究

まだ未知なことを発見することです。つまり、研究は理論を追究し、新知見を明らかにすることから、一般化・普遍化が要求されます。したがって、研究方法の科学性、厳密性（科学的プロセス）などが要求されます。

3 研究の客観性

研究の過程は制約が多く、人間を研究の対象とする看護の分野では化学実験などとは異なり、対象の条件統一や厳密な環境統制が難しくなります。伝統的な科学的方法を、そのまま看護の研究にあてはめられないといった倫理的な問題もあります。よって、研究できないこともあります。最近では「自然科学と心理社会的科学の研究とでは基本的な相違があり、それぞれ異なる方法を用いる」といった考え方にもとづく研究が認められるようになりました。

しかし、問題解決であろうと研究であろうと、実験室の研究でない場合でも、少なくとも研究者の考え方や感情が結果に影響を及ぼさないといった客観性が重んじられなければなりません。

4 学会参加の意義

研究の意義と同様に、学会参加の意義も考えてみましょう。

1）学会に参加することにより、役立つ知見や情報が得られる

他者の研究や看護実践を知ることによって、看護の見方、研究のアプローチなど、さまざまな視点を得ることができます。

2）学会をとおして専門職としての自己を育成する

看護師はこうして育っていきます。

3）学会は研究と実践の場をコーディネートして、実践を理論化し、理論を実践化する

研究の心得（研究上の一般的な留意事項）

研究を行う者は以下にあげた基本的な要件や誠実さと真理を探究するのにふさわしい態度を備えていることが必要です。

1）研究の成果が人びとに役立つものである（人類の幸福）

2）研究の過程において真実を曲げるようなことをしない

データを偽造しません。

他人の論文を盗作しません。

3）人権とプライバシーの保護

研究対象者に説明と了解を得ます。

倫理的な配慮をします〔第1章④「看護研究における倫理」（33ページ）を参照〕。

4）研究のために他者へ多くの迷惑をかけない

5）自分の能力を見極め、それにあった課題に取り組む

6）謙虚さと無知の自覚をもって労を惜しまず追究する

7）他者のアイデアや資料を無断で使用しない

　論文や研究報告書の一部が盗作ではないかと疑われることがないように自分の考えと他者の考えを区別しておきます。たとえば他者の文章や考えを引用する場合は、引用箇所に「　」のようにカギカッコをつけて区別し、引用文献リストに記載します。

8）研究協力者に対する礼儀

　依頼の挨拶を行ったり、依頼文を用意します。

　事前に打ち合わせを行います。

　結果の報告を行います。

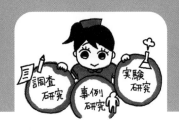

2 看護研究の種類
方法の特徴

　研究の種類は、データをどのような方法でとるかによっていくつかに分けられます。また、観点の違いによる分類の仕方もあります。ここではおもな研究方法を概説します。

　自分が行う研究にはどの方法が適しているかを判断する際、研究方法の特徴や利点・欠点を知っておく必要があります。これからみなさんが取り組む看護研究は、どのような種類の研究でしょう。

データ収集方法の違いによる分類

1 調査研究

A 調査研究とは

　各種の資料収集法を用いて対象について意図した事項を調べ、その状況を明らかにして一般的傾向を見いだそうとする研究です。人間をとりまく諸現象を個別ではなく、集団を対象として調査・測定し、得られたデータからそこに法則性を見いだそうとする研究方法です。

　データの入手方法の違いにより**表1**のように分けられます。

表1　調査研究の分類

- 質問紙調査法
- 面接調査法　　構成的面接法
　　　　　　　　半構成的面接法
　　　　　　　　非構成的面接法
- 観察調査法　　参加観察法
　　　　　　　　非参加観察法
　　　　　　　　構成的観察法
　　　　　　　　非構成的観察法
- 心理判定法

B 調査研究の特徴

1）質問紙調査法

　質問紙調査法は比較的容易に多数の対象者から短期間でデータを得られることが長所です。いっぽう、対象者の主観的な判断で質問に答えるために、対象者の心理的な状況に影響を受けやすいといった欠点もあります。たとえば事実ではなく、あるべき姿にもとづい

て質問に答えているかもしれません。

2) 面接調査法

① 構成的面接法

調査者の質問項目や様式があらかじめ決められている面接調査のことです。もっとも典型的なものは、質問内容がチェックリストのようにすべて決められています。調査者の面接技術の良否に左右されません。

面接調査法における構成的面接法は、対象者が質問内容をわからないときには調査者に聞くことができるため、回答に漏れが少なくなります。

② 半構成的面接法

研究課題にかかわる包括的な質問項目をあらかじめいくつか準備しておき、それをきっかけに対象者から多くの情報を引き出す面接法のことです。この方法は調査者の面接技術が問われます。

③ 非構成的面接法

面接時の質問内容は規定しないで自由な会話のなかから情報を集める方法です。調査者の面接技術が重要で、その巧拙によりデータに大きな影響が出ます。

半構成的面接法、非構成的面接法では調査者の面接技術に影響され、ほんとうのことを言わなかったり、意味のある深い内容が得られなかったりします。それを補うために、インタビューガイドをあらかじめ作成しておくことや事前のトレーニングが必要となります。

3) 観察調査法

「観察」とは「そのものがどういう状態であるのか、ありのままの姿を注意してみること」（『三省堂国語辞典』）です。観察を進めていくうえで重要なことは、自然の状態のまま観察できるかどうかがポイントとなります。観察者の存在を意識してしまい被観察者が自然のままの行動をとらなくなってしまう可能性があるので、注意が必要です。

① 参加観察法

この方法は研究者が集団の構成員として参加し、研究対象者のなかに入り込んで、行動をともにしながら観察する方法です。ただし、注意すべきことはある程度の時間をかけて対象者と看護をとおしたかかわりをもつことが必要です。そうしない場合には聞き取りですむようなデータしか収集できないことが生じます。参加観察によるデータ収集は、看護研究において重要な方法であり、質的研究の主要な研究方法として多く用いられます。

② 非参加観察法

この方法は被観察者の行動を第三者として観察するものです。できるだけ観察者の存在が目立たないようにして、被観察者の日常的な行動が妨げられないようにすることが重要となります。また、観察を行う前に、あらかじめどのようなデータをどのように収集するかをしっかり決めておく（構成的観察）ことが重要です。何に焦点をあてて、どの部分を観察するのかを吟味しておくことは、研究目的に必要なデータを確実に収集するうえで欠

かせない作業です。

③ 構成的観察法

これは参加観察の一手段で、あらかじめ観察の視点を取り決めておき、特定の行動や事象の変化をとらえる方法です。この内容を決めるには関連文献の検討および理論背景の理解、学術用語の解釈などの検討が必要となります。看護実践でよく用いられるチェックリストはこの方法です。また、複数の研究者で観察する場合にはあらかじめ観察の練習をし、観察結果が一致するまで、内容の検討とトレーニングが必要です（観察眼の統一）。

④ 非構成的観察法

構成的観察法と同じように参加観察の一手段で、観察したことをフィールドノートや観察日誌を用いて記述していく方法です。観察したこと以外にも自分の解釈や考えも同時に記載しておき、その後の情報の分析と統合に活用します。この方法では、観察者自身が観察の道具そのものとなることから、研究者の専門的な能力や知識・経験が重要です。また、観察にあたっては、できるだけ観察者自身の価値観の影響がないように注意することも必要となります。

4）心理判定法

看護研究において不安や抑うつ、ストレスなどの心理社会的な現象について調査する場合に、それらを測定できる尺度を用いて情報を得ます。看護研究において用いられる心理社会的測定尺度には、MAS（顕在性不安検査）、STAI（状態−特性不安調査）、SDS（自己評価式抑うつ尺度）、CMI（コーネル大学健康調査票）、POMS（気分調査票）などがあります。これらの尺度は調査に適する対象者（年齢）、調査項目数、調査に要する所要時間などさまざまです。したがって自分の行う研究に適合した尺度であるかどうかを検討したうえで用いることが重要です。

2 事例研究（ケーススタディ）

A 事例研究とは

一つの事例について、その構造、過程、特性、意味などを調べ、解釈、対応など問題解決のための新しい理論を明らかにする研究です。したがって、単なる経過報告ではなく、問題解決に関する理論や根拠を示し、理論的な追究をすることが必要です。この研究からどのような理論や考え方が導き出されたかを明示する必要があり、深いレベルの洞察力が鍵となります。

B 事例研究の特徴

研究対象について深くかかわっていくためにかなりくわしい調査ができますが、一事例のデータのみで、他の事例やグループのことを予測できるとは限りません。将来の調査研究や実験研究などに対して、問題提起の役割を果たします。これまでに厳密な研究が行われていない現象を調べるのに有用な方法だといえます。そこから仮説を生み出すことが可能です。

事例研究が研究であるためには、研究の視点が定まっていて、ある研究の視点や概念か

ら現象に迫っていくことが必要となります。ゆえに視点や概念に対する文献検討を行い、研究の枠組みも作成することになります。事例研究の研究方法は面接法が主流となっています。

研究対象の数は一般的には 10 ～ 20 例前後で行われることが多く、研究目的によって異なります。事例研究は研究対象の数よりも、一事例ごとに深く分析することが重要です。すぐれた事例研究では他のアプローチではとうてい達成できないような、人間の動向についての深いレベルの洞察が行われています。そうした深さが得られていないならば、その事例研究は達成すべきことをなしえていないということです。

看護領域においてケーススタディ、ケースレポートと呼ばれるものには、学習的な要素が強いものがあります。たとえば、看護学生が一症例の看護過程を振り返り、個別的な看護の対策、あり方などを追究するといったものです。こうした学習的要素が強いものと事例研究を混同しないように注意が必要です。

3 実験研究

A 実験研究とは

実験という手法を用いて、物事の原因と結果の因果関係を立証する目的で行う研究をいいます。

実験とは種々の条件を人為的に一定にしておいて（設定）、ある現象を起こさせたり、どのような反応が起こるかをみたり、そこにどのような因果関係が存在するのかを実証してみせることです。たとえば、新しい看護方法の効果を確かめる場合には、同じような条件をもった患者を従来の看護方法で行う群と新看護方法で行う群に分けて一定期間実施したあとに効果を比較します。

つまり、実験的操作を加えて、独立変数を操作したことによって生じる従属変数への変化を観察測定し、その差をみるのです。

B 実験研究の特徴

実験研究は、同じ特質をもつ対象を 2 つの群に分け（実験群・対照群）、実験群にのみ実験的介入を行い、その結果の差を研究成果として結論を得る研究です。実験的操作による研究結果ですから、結果の客観性、厳密性は高く、他の研究方法に比べてもっとも確実です。また、実験状況をコントロールしているので追試が容易であり、それによって一般化がさらに可能となります。

いっぽう、条件の統一、結果の安定性を保証することが難しい研究でもあります。とくに看護にかかわる現象には多くの因子が関連するので、看護介入の効果や結果を明らかにし、効果的な介入方法を探索することは、きわめて困難です。したがって、看護研究のなかで実験研究を活用できる状況は限られています。

しかし、看護実践を科学的なものにしていくには、実験研究に取り組むことはたいへん重要なことです。

文献研究

　文献から資料を得て、それらの整理分析をとおして新しい知見を得ようとする研究のことです。これにはおもに2つの形が考えられます。

① "ヴァージニア・ヘンダーソンの『看護の基本となるもの』の研究" といったように、文献そのものを研究するもの。

② あるテーマについて文献を駆使して、さまざまな学説を比較・分析・検討し、著者のオリジナルな見解を明らかにしようとするもの。文献にもとづいて進める研究。

　いずれの場合にも文献には寿命があることに注意する必要があります。学問はどんどん進歩しているので1年前には定説であったことでも、もはや別の説が採用され始めていることがあります。新しい文献が次つぎと出て、そのなかで新しい考え方が主張され、受け入れられていきます。

研究の問いの種類による分類

　前述したように、研究とは疑問に答えることです。疑問の解明、つまり探索のレベルの違いによる分類を**表2**に示します。これは、ドナ・ディアー（Donna Diers）が研究の問いの種類を4つのレベルに分け、そのレベルによって研究デザインを分類したものです[6]。以下に各項目について解説します。

表2　探索のレベルの違いによる研究の分類（文献6をもとに筆者作成）

研究課題の問い	Donna Diers	他の研究者の分類
I　それは何か？	因子探索研究	記述的研究 探索研究
II　何が起こっているのか？ 　　何が関係しているのか？	関係探索研究	記述的研究
III　関係があるだろうか？ 　　どの程度関係あるだろうか？	関連検証研究 （要仮説）	相関関係研究 検証研究
IV　何が原因となっているのか？	因果仮説研究 （要仮説）	因果仮説研究 検証研究

1　それは何か（因子探索研究）

　この研究の問いはその現象がまだよくわかっていない現象で、十分な文献もなく、研究が行われていない課題に適応できる問いです。多くの場合、まず質的研究として現象を記述していく方法がとられます。たとえば、かつてICUシンドロームなる現象が発見されていないころには、ICUという特殊な環境下で患者が示す状態はいままで経験したことがないものです。これは何だろうと探索することが因子探索研究です。この段階では、まだ何もわかっていないので仮説はできません。

これをレベル I の研究といいます。

例 因子探索研究

●高齢者の家族介護者はどのような思いをもっているのか（何があるのか）調べる。

2 何が起こっているのか、何が関係しているのか（関係探索研究）

　　この問いは、すでに I のレベルの問いは明らかになっていますが、それがどのような状況で起こっているのか、何が関連しているのかが判明していない場合の問いです。つまり、関連要因を探索する研究なのです。多くの場合、量的な研究デザインになります。関連要因を明らかにすることで、それらをコントロールすることができ予測が可能となったり、予防的な対策をとることができます。この段階でもまだ仮説ができるほど知識が蓄積されていません。

　　これをレベル II の研究といいます。

例 関係探索研究

●新人看護師の職場ストレスには何が関連しているのか明らかにする。

3 関係があるだろうか、～をすれば何が起こるのか（関連検証研究）

　　この問いの目的は、レベル II の研究を検証することにあります。つまり、見いだされた関連要因がほんとうに関連しているのか、どのような関連があるのかを、仮説を立てて検証します。したがって、仮説検証研究ともいわれます。

　　これをレベル III の研究といいます。

例 関連検証研究

●すでに先行研究で介護職員のストレス要因が明らかになっているので、次のような仮説を立てて検証する。
　仮説：介護ストレッサーの体験頻度が高い者ほどストレス反応が高い傾向を示す。

4 何が原因となっているのか（因果仮説研究）

　　この問いは、因果関係を探求する問いであり、III のレベルの相関関係を検証するよりも

厳密性が要求されます。つまり、レベルⅢの原因となっていることを、他の要因をコントロールしたうえで、関連を検証する必要があるのです。看護の研究においては人間の反応を扱う関係上、このような厳密な条件設定が困難であり、コントロールが難しいため、研究方法に限界がありますが、挑戦していかなければなりません。この研究にも仮説が必要です。

これをレベルⅣの研究といいます。

例 因果仮説研究

●乳がん術後患者に新しいケア方法として、患側上肢のアロマ温湿布を取り入れ、その効果の評価を行う。

　この場合は同じ術式で手術を行った女性で一定の年齢層の者を実験群と対照群に分け、対照群には従来の方法による看護を実施し、実験群には新ケア方法を行い、比較評価する。その際には、たとえ研究のためであっても、患者に不利益のないように倫理的な配慮をすることが必要となる。

研究意図の違いによる分類

1 記述的研究

　事例研究や実態調査のように、自然状況下において何が起こっているのか、どうなっているのかを記述することを目的とした研究をいいます。

　したがって実験的な操作を行うことはなく、関係や関連を検証することを目標とはしないので仮説もありません。

2 分析的研究

　ある事象が発生する理由や原因の解明、開発した援助方法や解決策の効果や評価を目的とする研究をいいます。つまり、謎を解くことを目的とする研究の総称です。研究デザインは仮説検証の形をとります。

その他の研究方法の分類

　その他のよく用いられる研究方法の表し方を**表3**にまとめました。そのなかからおもな研究方法について解説します。

表 3　その他の研究方法の分類

基礎的研究	応用的研究		演繹的研究	帰納的研究
量的研究	質的研究		横断的研究	縦断的研究
理論的研究	実証的研究		実践的研究	歴史的研究

1　量的研究

　　データが数（量）で示される研究。身長や年齢などのように量的変数は数字の連続によってその性質を表現できます。

2　質的研究

　　データが量ではなく、人間の認識や行動などの質を扱う研究で、面接調査法や観察調査法によって得られます。近年はグラウンデッド・セオリーやエスノメソドロジー〔第1章③「質的研究における方法論」（26ページ）を参照〕などのアプローチが行われています。

3　横断的研究

　　特定のそのとき1回だけのデータを集め、その母集団の横断面をみようとする研究。時間の流れの一点のみのデータを収集する研究です。

4　縦断的研究

　　ある期間、対象を追跡し、繰り返し測定値を得て、時間の経過に伴う変化をみようとする研究。

例　縦断的研究

● 高齢者が全身麻酔で手術を受ける際の手術前と手術後の不安内容と程度を調査し、ケア方法を検討する。

● 看護大学生の1年次から4年間の学校におけるストレスの内容と程度を調査し、教育上の資料を得る。

質問紙調査の方法による分類

1　集合調査

　　回答者に1か所に集合してもらい、質問紙を配布し、いっせいに回答してもらう方法。職場や学校などで対象者を一堂に集め、調査用紙を配布し、その場で調査を終了します。

例 集合調査

●職場の健康管理調査として、生活習慣に関するアンケートを対象者を会議室に集めて行う。
質問紙を配布し、記入後その場で回収する。

2 留め置き調査

　　研究者が調査票を手渡して回答を依頼し、数日後、数週間後に再度訪問し、回収する方法。

3 郵送調査

　　回答者に質問紙を郵送し、回答後に返送するように依頼する方法。

研究内容からみた分類

　　研究の種類ではありませんが、研究内容からみた分類を紹介しておきます（**表4**）。これは筆者が以前に日本看護研究学会の研究分類を参考に、分類してみたものです。

表4　研究内容からみた分類

①看護行為が生体に及ぼす影響を扱ったもの
②心理・人間関係を扱ったもの
③看護の効果・評価を扱ったもの
④技術や援助方法およびそれらの改善・開発を扱ったもの
⑤看護場面で起こっている現象の解明を扱ったもの
⑥援助される側（患者・家族）を扱ったもの
⑦看護師・学生の認識・判断を扱ったもの
⑧看護管理的な内容（看護体制、労働条件、リーダーシップなど）を扱ったもの
⑨看護用具の開発・改善を扱ったもの
⑩看護教育に関するもの
⑪看護の歴史に関するもの

3 看護研究の種類
質的研究と文献研究

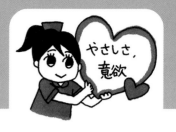
やさしさ、意欲

　近年、看護・保健・医療分野での研究において、患者や家族らの感情や認識、言動を明らかにする質的な研究が散見されるようになりました。この項ではそのような現状を鑑みて、質的研究とはどのような研究であるかその概要を述べます〔「質的研究の参考図書」（186ページ）参照〕。

質的研究とは

　第1章②「看護研究の種類　方法の特徴：その他の研究方法の分類」（19ページ）でも述べたとおり、研究には質的研究と量的研究という二大アプローチがあります。量的研究のデータは数や量といった数値で表すことができるものを扱い、質的研究のデータはやさしさや意欲といった数値では表せない質的な内容を扱います。このように、質的研究は数値では十分に表現できない人間の感情や思考、言動の意味を分析し、日常性に潜在化した社会事象の抽出と解釈に役立つ調査手法です。

　質的研究自体の歴史は古く、文化人類学、民俗学、歴史学などの社会学あるいは心理学、教育学などさまざまな分野で活用されています。一般的には、その問題に対してまだまったく研究されていない、もしくは新しくその状況を見直したいときに質的研究が実施されます。

1 質的研究の定義

　質的研究については何人かの研究者が定義づけをしています[7]。

Ⓐ バーンズ＆グローブ

　質的研究とは、生活体験を記述し、それらに意味を与えるために使用される系統立った主観的なアプローチ法である。（中略）質的研究は、意味を発見することをとおして洞察を得る方法である。

Ⓑ レイニンガー

　質的なタイプの研究とは、研究する現象の特異的、文脈的、もしくはゲシュタルト的特徴の属性、パターン、特質および意味を観察し、記録し、分析し解釈する方法および技術をさす。この研究法の焦点は、現象を構成している質的な特徴、特質または属性を明確化することである。

⑥ グレッグ美鈴

　質的研究とは、自然な状態で研究者と研究参加者が相互作用するなかで行われ、言葉などの質的データを用いて帰納的に探究する研究である[8]。

② 質的研究の特徴

　質的研究の特徴は人間を社会的存在ととらえて、さまざまな問題をシンボルの解釈という観点から理解しようとしていることです[9]。したがって、数量的方法では伝えることが難しい現象の複雑で難解な内容を詳述することができます。しかし、解釈には研究者の主観が利用されていることから、非科学的であるといった見解をもつ研究者もいます。

　アイミー・ホロウェイ（Immy Holloway）ら[10] は質的研究の特徴を以下のように述べています。

1）質的研究は「イーミック（emic）な見方」、すなわちその環境のなかで生きている内部者の視点をもつ

　これは研究者が、研究対象者の考えを曲げてしまうような自分の枠組みを押しつけるのではなく、研究される人びとの経験、感情、認識を調べようとすることです。

　反対に研究者や外部者の視点のことを「エーティック（etic）な見方」といいます。

2）研究者は研究中の場と文化に自分自身がひたり、かかわりをもつ

3）データが第一である

　データから理論的枠組みが引き出されます。先に理論的枠組みがあるのではありません。

4）方法は濃厚な記述である

　これは対象者の経験についてのくわしい記述です。表面的な現象についての報告にとどまらず対象者の解釈も含み、ある状況のなかでの感情や対象者の行為の意味をデータや文脈から明らかにします。

5）研究者と研究される者の関係は親密で、人間として対等の立場にあることを基本とする

6）データ収集と分析は相互に影響する

　質的研究は以上の特徴をもち、まだほとんど知られていないような現象について、その背後にある何かを明らかにし、理解するために用いることが可能な方法です。また、新鮮なものの見方を得るためにも利用することができます。

③ 質的研究のその他の特徴

　上記は質的研究についてのおもな特徴です。そのほかにも質的研究には量的研究とは異なる次のような特徴もあります。

①研究データを集める手だては研究者自身であり、対象者に直接会って観察や面接を行います。

②対象者と研究者の間には何らかの相互作用が生じますが、その相互作用の意味を考慮しながら観察は行われます。

4 **量的研究との違い**

　質的研究と量的研究では研究の目的や研究対象のサンプリングなどに大きな違いがあります。瀬畠ら[11]は以下（**表5**）のような違いをあげています。

表5　質的研究と量的研究の違い （文献11をもとに筆者作成）

	質的研究	量的研究
研究のタイプ（目的）	仮説生成型	仮説検証型
サンプリング	合目的的抽出	無作為抽出
分析	概念の解釈	数値の解釈
理論・背景	哲学・社会学	数理統計学

A 研究のタイプ

　量的・演繹的研究では理論の検証が目的ですが、質的・帰納的研究では現象から概念を抽出し、その概念間の関係を抽象することが目的です。ゆえに前者では概念枠組みをもつことが多くありますが、後者は暫定的な理論的枠組みをもつか、あるいはない場合が多いのです。

　また、質的研究はおもに言語データあるいは言語に変換されたデータなど、非数値データを分析して仮説を導き出す仮説生成型プロセスを基調とした研究です。調査対象となった事柄を掘り下げて考察する「ミクロ研究」と一般化をめざした幅広い調査を行う「マクロ研究」とに分けることができます[11]。

B サンプリング

　量的研究では研究対象は基本的に標本を無作為抽出するのに対して、質的研究では研究の目的にふさわしい調査対象が選択されます。標本数においては、量的研究では多数を扱うことが多いのですが、質的研究では少数のことが多くなります。普通、便宜的標本抽出法や雪玉式標本抽出法を用いることが多く、小さい非無作為標本を使います。

1）雪玉式標本抽出法

　はじめに便宜的標本抽出法によって情報を得、次に情報提供者から他の研究参加者を紹介してもらう方法のこと。

2）データの飽和

　質的研究における標本サイズの原則は「データの飽和」である。データの飽和とは、これ以上、もう新しい情報は得られず、過剰状態に達したという時点まで標本を抽出することをいいます。

C 分析

　質的研究の分析では概念の解釈を行い、量的研究の分析では数値の解釈を行います。

　データの収集と分析では、量的研究では順を追って進みますが、質的研究ではデータを集めて分析してはまた新たに収集するというように同時に進行することがあります。

5 質的研究のデータ収集

　質的研究のデータ収集は詳細なデータが収集できるインタビューや観察法が適しています。質的研究でおもに扱われるデータは2種類で、口頭データと観察データがあります。

　これらのデータは調査者の個人的な資質によって、豊富なデータが得られるかどうかが大きく変わってきます。たとえば、コミュニケーション能力や研究協力者との関係構築能力などです。調査者とそのコミュニケーション能力がデータ収集と研究結果の「道具」になるといわれるゆえんです。

6 インタビューガイド

　質的研究におけるデータ収集にインタビューは欠かせません。有用なデータが得られるためにはインタビューに関する基本的な事項を知る必要があります。以下にインタビューガイド作成の方法を示します。

Ａ インタビューガイド（interview guide）とは何か

　半構成的面接法で聞く質問のリストで、インタビューの前にあらかじめ用意されるものです。しかし、前述したように豊富なデータを得るためにはガイドのとおりに行うのではなく、柔軟に相手に合わせて自然な会話の流れにそって質問の順番や使う言葉を変えてもよいのです。

Ｂ インタビューガイド作成の要点

　以下にインタビューガイド作成の要点をまとめました。**表6**はインタビューガイドの具体例です。

①インタビュー前の挨拶を準備しておく。相手との信頼関係をつくることで協力が得られやすくなります。言葉づかい、服装にも注意。

②オープンクエスチョンにする。イエス・ノーで答えられる質問はできるだけ少なくする。多くのデータを得るために必須です。

③はじめは答えやすい質問から入る。

表6　退院調整看護師の活動を調査するインタビューガイド例

準備：挨拶と自己紹介、研究協力への確認とお礼、インタビュー内容の録音の許可、インタビュー
　　　場所の環境への配慮（座る位置、マイクの位置）。

1. 退院調整看護師としての経験はどのくらいですか（いつから担当したか）。
2. 退院調整担当専任になられたのは自分の意思ですか、あるいは上司の指示ですか。それまでの
　 キャリアについてお聞かせください。（病棟勤務何年、主任・師長の経験など）
3. 退院調整看護師としていつも行っていることを教えてください（退院調整の依頼方法、日々の
　 役割・業務、医師や他の看護師との関係と役割分担などを具体的に尋ねる）。
4. 1か月あるいは1日に平均どのくらいの調整業務があるか具体的に教えてください（どことど
　 こへの連絡・調整がどのくらいあるか）。
5. 退院調整看護師として困難な問題や課題などについて現在の考えを教えてください。
6. 病院看護師や施設側の看護師との連携などについて感じていることを教えてください。

第1章　看護研究の基礎知識　3　看護研究の種類　質的研究と文献研究

④意見を聞くときは、まずはじめに経験を聞くと相手は意見を言いやすい。

⑤質問は中立的な聞き方をし、誘導する聞き方をしない。

⑥一度に一つのことを聞く。

⑦わかりやすい言葉や表現を用いる。

⑧「なぜ」という質問を避ける。批判的な印象を与えやすく、多様な答え方が出てくるので、自分の得たい情報と関連づけた聞き方をするとよい（例：どのような経験をしてそう思うようになったのですか）。

⑨促しの言葉を用意する。相手が答えに困ったり、どのように答えたらよいかわからずにいたときには、答えやすいようにさらに説明する（誘導的にならないように）。

⑩予備的インタビュー（予行演習）をし、インタビューガイドを修正・追加し、練り上げる。

質的研究における方法論

　質的研究の方法としては、現在、①内容分析、②現象学的分析、③グラウンデッド・セオリー、④エスノメソドロジー、⑤KJ法などがおもに用いられています。以下にその内容を紹介します。

1 内容分析 [12]

A 定義

　内容分析とは文字、映像、会話などの内容を客観的に分析することです。バーナード・ベレルソン（Berelson B.）の内容分析の手法では、以下のように定義されています。

　「内容分析とは、表明されたコミュニケーション内容を客観的、体系的、かつ数量的に記述するための調査技法である」

B 特徴

　ベレルソンの内容分析は「表明されたコミュニケーション」を研究対象とするため、研究の初学者にとって使いやすい方法です。その手法も記述された資料やデータに何が記述されていたかをカテゴリーシステム（記述内容の類似したものをまとめて分類し、その内容を反映する名前としてカテゴリーネームをつける仕組み）として体系的に表すという方法であるため、比較的わかりやすいでしょう。つまり、「表明されたコミュニケーション」という外面的意味に限定していて、コミュニケーションを発した人の意図や行間を推測するといった複雑な要素をもたないのです。

C 方法

　分析結果の信頼性を確認しながら分析を進めることが重要です。分析者の主観や偏見をなくし、同一の内容は同一のカテゴリーに分類できるように精密に規定する必要があります。複数の分析者との意見の一致をみることが重要となります。

1）記録単位と文脈単位の決定

分析対象とする記述に対して、記録単位を決定し、分析対象とする文脈を決定します。

① 記録単位

研究目的にあった用語が入った主語と述語を含んだ単文を記録単位にします。あるいは単語を記録単位とします（介護、患者など）。

② 文脈単位

研究の主題を明らかにするための文脈単位を決定します。

2）カテゴリーネームの決定

分析対象とする記述を意味内容の類似性に従って分類し、その分類にあった命名（カテゴリーネーム）をします。記述された言語と意味に忠実に分類します。

3）記録単位数の算出

カテゴリーに分類された記録単位数を算出します。

一般に、質的研究では内容の数量を問題にしない場合が多いのですが、ベレルソンは結果に高度の客観性や精密さが認められ、カテゴリーが高い頻度で出現する場合などにおいて数量化が加えられるとしています。

2 現象学的分析[13]

現象とは意識のうちで経験されるものを意味します。現象学的分析（方法）は現象の分析であり、ベレルソンの内容分析とは異なり、その人の知覚したことを分析の対象とします。つまり、人間にとっての経験の意味を記述するのです。したがって、徹底的にその人の立場に立って、提供されるデータに存在する意味を解釈する必要があります。この方法には、本来フィールドワークが必要です。つまり、これまでに身につけた先入観から解放されるために、対象者のいる現場に身を置き、研究対象者の知覚に近づく必要があります。

3 グラウンデッド・セオリー（grounded theory）[14]

1967年、社会学者であるバーニー・グレーザー（Glaser B.G.）とアンセルム・ストラウス（Strauss A.）が開発した研究方法で、面接や観察などをとおして得たデータから理論を生成する方法です。とくに人びとの相互作用の過程に焦点をあて、その心理・社会的現象に共通した現象を説明する理論開発を目的としています。この研究方法は近年、看護系の大学院などにおいて多様な看護にかかわる現象を明らかにするための理論の生成に成果をあげています。

グラウンデッド・セオリーは、理論的サンプリングというデータ収集の過程をふむ特徴があります。つまり、理論を産出するためにデータ収集とコード化と分析を同時に行い、次にどのようなデータをどこで収集すべきかを決定します。このような過程は理論が浮上してきたときに、これを発展させるためのものです。

グラウンデッド・セオリー・アプローチとは、ある現象に関して、データに根ざして帰納的に引き出された理論を構築するための体系化した一連の手順を用いる質的研究の一方法のことです。

4 エスノメソドロジー[15]

日常の出来事に対して普通の人がどのように行動しているかを、人間の相互作用をとおして観察する研究です。人びとが行っている系統的な活動や、社会状況のなかであたりまえとして不問に付されていたものを探り出します。つまり、ある人びとのなかに潜在化している「文化」を探り、説明しようとする調査方法です。

この方法はグラウンデッド・セオリーなどの研究方法に反映されています。

5 KJ法[16]

日本の文化人類学者川喜田二郎氏が考案した創造性開発の技法で「川喜田二郎」の頭文字をとって「KJ法」と名づけられました。

基本的な方法はラベルづくり、グループ編成、図解化、文章化という過程をふんでいきます。看護領域ではケーススタディや、対象の理解と問題解決の方法としての活用例があります。

基本的な方法に従わないで、ラベルづくりやグループ編成までをKJ法として活用している場合がありますが、これはKJ法とはいいません。

質的研究の妥当性

質的研究は数値では表せないデータ（人間の経験や思いなど）を観察や面接などをとおして収集し、分析することになります。その過程では、データの解釈において調査者の主観が働くため、研究手法として「妥当性」に対する不信感を生むことは否めません。

これを克服するために、現在、主観的真理への努力としていくつかの妥当性を高める方法が活用されています。その方法を紹介します[11]。

1 メンバーチェッキング（member checking）

調査対象者自身に調査結果を公開して、データの解釈に誤りがないかなどを確認することで、データの信憑性を高める方法。

2 ピア・ディブリーフィング（peer debriefing）

複数の調査者により、調査結果を検討し、調査全体の妥当性を確保しようとする方法。調査者の価値観にとらわれた解釈にならないように、複数の調査者による合意形成が必要です。

3 トライアンギュレーション（triangulation）

同一の調査において、異なる複数の手法を用いたり、同じ調査を異なる調査者によって実施する方法。たとえば、面接法と質問紙法の併用などです。これは各種の研究技法における短所や限界をカバー（克服）しようという発想で考えられました。しかし、単にいくつかの方法を併用するのみでは意味がなく、実際にいくつかの調査法のうち、どれとどれをどのように組み合わせればよいかを検討して調査計画を立てる必要があります。

質的研究の質の評価

　現在、質的研究の全過程の質を評価するガイドラインがいくつか発表されています。また、前述したように質的研究におけるデータの解釈過程での妥当性に関する疑念が払拭できない現実では、研究としての質の評価に必要な情報を学会発表や投稿論文には記載することが必要となります。つまり「理論的関心およびそこから導かれる理論作業」をどのように行ったかを記述することが不可欠なのです。しかしながら、これらはまだ十分吟味されているわけではありません。

　ここでは、これまで発表されたガイドラインとして最低限必要であるとされる事項と、瀬畠[11]らが紹介している評価基準（表7）を以下に示します。

①なぜ、調査に質的研究を用いたのか（理論的前提とそれを用いる理由を含む）

②調査対象者をどのように選んだか

③妥当性を確保するためにどのような工夫を講じたか

④分析をどのように行い、結果をどう導いたか

　これらを理解し、工夫することで保健医療にかかわるさまざまな問題を考察する質的研究の有用性を高めていくことが可能であると考えます。

　質的研究の参考図書と質的研究として有用と思われる研究論文を引用・参考文献欄（186ページ）に紹介しました。参考にしてください。

表7　質的研究の評価基準（文献11より）

■ デザイン
①質的研究を用いた理由を説明しているか？
②適切な質的手法が選択されているか？
③倫理的配慮がなされているか？
■ サンプリング
①対象者のクライテリアを示しているか？
②対象者を選ぶ過程を示しているか？
■ 調査・分析
①具体的なプロセスが記述されているか？
② Validity を確保する努力がなされているか？
③データと解釈の区別が明確か？
④結論の導き方が明快か？

文献研究とは

この研究は文献を広く集め、文献のみを対象にして行う研究をいいます。これまでに発表された研究論文を一つひとつ読み、それらの結果（知見）を統合することで、新しい知見を得ようとする研究をいいます。

1 方法および手順

1）研究疑問を立てる

まず、自分の関心事（研究したいこと等）や問題意識に基づき Research Question（研究疑問）を立てます。最初は大雑把な研究疑問でも構いません。巻末の**看護研究ワークシート❶、❷**を活用してください。

困ったこと、疑問、こうしたいといったことを挙げてみて、その疑問や問題を明らかにしたら問題が解決し、社会（看護）に役立つか（研究の意義）を考えて、研究疑問をつくるとよいでしょう（研究疑問例：60〜62ページを参照）。

例 研究疑問

例1：車いす移乗における介助者の身体的負担を軽減する方法に関して、どのような研究結果が報告されているか

例2：アロマテラピーを用いた足浴・手浴のリラクゼーション効果に関して、どのような研究結果が明らかにされているか。特に看護分野の概要とがん患者を中心に

2）研究のキーワードを調べ、理解を深める

研究のキーワード（主要用語）について詳細に調べ、理解を深めておくことが必要です（定義、種類、法令、課題、問題等）。そうすることで、研究内容について深く理解できますし、論文作成の序論（はじめに）に利用できます。

3）文献検索

自分が研究したいことの**キーワード（主要用語）を決めて**、文献検索をし、研究論文をもれなく検索します。

その際、どんなことを研究したいか（調べたいか）、ある程度テーマが絞られているとよいでしょう。キーワードをいくつか組み合わせて入念に検索し、その後、重複文献を除きます。キーワードの定義や範囲を考えておくと、論文の選択の際に効率よく選択できます〔第1章⑤「文献検索の方法」（39ページ）〕。

文献研究では文献検索の方法が確実であるかが重要です。したがって、検索方法や検索

結果を論文に記載する必要があるので、検索キーワードやその結果、そして、最終的に検討する文献をどのような基準で選択したかも控えておきます。この記載がないと論文の信頼性がゆらぎます。

4）論文を読み、文献整理表に記載

論文を入手し、それらを読み、文献整理表に記載します（論文の要約）（研究論文整理表記入例：46ページを参照）。

表に記載することで論文の概要、一般的な特性がわかります。

・どのような研究方法が多いか、年度に差があるか、対象者や結果等

・表は文献全体の一覧表のみでなく、テーマに合った内容を文献ごとに整理する際にも作成します。例えば、文献ごとに使用アロマ薬とリラクゼーションの内容をまとめるなどです。その表が論文の結果を記載する際の根拠となります。

5）論文の分析

<u>入手した論文の分析を行います。</u>

論文を読み、研究目的の答えを得る**観点**から必要な内容を抽出します。

必要時、表に整理し、論文ごとに知見を抽出することが重要です（この研究者がどのような結果や結論を導き出しているか）。

例 分析方法

入手した20論文の調査年、研究者、研究目的、研究方法、結果を整理し、研究の概要を理解します。20論文が看護のどのような分野で活用されているか、その方法と効果について整理します。また、がん患者を対象とした6論文から、がん患者への足浴・手浴の効果を検討し、何がわかっていて、何が未解決かを見いだし、考察します。

6）論文の知見の統合

<u>論文の知見を統合します（類似点、相違点 - 内容の質的統合）。</u>

文献統合の考え方[17]：複数の文献内容から<u>類似点と相違点を見つけます。</u>まず類似点を各論文から見つけてまとめ、次に相違点を見つけて全体像を示すとよいでしょう。

①類似点：理論的枠組み、研究デザイン、調査対象、結果、限界、結論などを比べて、どの点に類似点があるかを見つけます。

②相違点：相違点を見つける項目は類似点と同様です。相違点を見つけることによって、どのような要素をより深く検討する必要があるか、どんな視点で検討すべきかがわかってきます。

③内容を質的に統合する：各論文の結果や考察を**コード化**します。

インタビューや調査で得られた質的データを文字にして、それらを抽象化します。ラベ

ルを貼り付けることを通して何らかのパターンを見出すことをコード化といいます。その際に、最初にする作業はデータの重要な内容を小さな単位で取り出し、文字に表すことです（切片化）。**コード化は分析者の知識や経験に左右される**ので、関連する文献を幅広く読んでおく必要があります。そうでないと独りよがりの解釈になってしまう危険があります（学部の卒業研究では質的な統合まで求めない場合があります）。

7）考察・結論

考察・結論をまとめます。

①質的な統合で得られたことを、研究目的の答えになるように論理的に組み立てて文章化します。複数のこれまでの研究を調査して、新たにわかったこと（知見）を提示し、それらの解釈、原因、要因等に関して考察します（どのような傾向が見いだされたか等）。

②結論：どのような結論を見いだせたか、今後どのような研究が必要かを提示します。

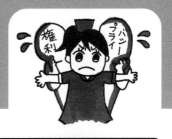

4 看護研究における倫理

看護研究における倫理規定

　看護研究の対象は生命活動を営む人間であり、当然倫理の視点は欠かせません。人間を対象とする研究において倫理的な問題が議論されたのは、第2次世界大戦下にドイツのナチスによってなされた残虐な人体実験が裁判で取り上げられたことに始まります。その後、研究を行う場合の倫理規定の必要性が、世界各国で叫ばれてきました。

　看護の領域においても国際看護師協会（ICN）による「看護研究のための倫理のガイドライン」[18]やアメリカ看護師協会による人権擁護の視点からの看護研究のための倫理ガイドラインが発表されています[19]。日本でも日本看護協会や、日本看護科学学会における看護倫理検討委員会が学会誌などに試案を発表しています[20]。

　看護の知識を発展させ、社会のニーズに応えるには研究は欠かせませんが、科学の発展と個人の権利との対立が伴うだけに、研究に際しては研究対象者の人権を尊重しながら謙虚に誠実に取り組むことが必要です。

　以下に、看護研究における倫理的な配慮をするための要点をまとめてみます。

1 看護研究において研究倫理が問われる理由

　A 研究倫理が問われる理由は、看護学に関する研究が医学と同様に人間を対象とする研究が多く、人間の身体や精神を侵襲する恐れがあるためです。

　看護研究は医学のように外科的処置や新薬投薬などのような侵襲は多くありませんが、看護研究でも生理学的研究などのように機器を用いたケア効果の測定を行うことがあります。また、患者・家族に対して心理的な内面へのかかわりを行うことで、プライバシーや個人の尊厳を脅かす危険があるからです。

　B 看護大学の急増に伴い、実験研究などが積極的に実施されるようになり、対象者擁護の必要が高まってきました。

　研究倫理は研究の対象者の権利を守り、また研究者自身の立場をも守るために研究計画から発表に至るまで終始守っていく必要があります。研究をするということは何らかの迷惑を相手にかけるものです。たとえば、苦痛は伴わなくとも相手の時間や居場所を奪うことになるのです。

2 倫理的配慮の要件

　倫理的配慮の要件としては、以下のものがあげられます。「看護研究における研究倫理チェックリスト」[21]（**表8**、日本看護協会）を活用すると便利です。

表8　看護研究における研究倫理チェックリスト（文献21より）

看護者は、研究計画・実施に際し、少なくとも下記の項目について倫理的配慮が十分なされているか自己吟味することが必要である。

基本的な事柄（研究全体をとおして）
- ☐　対象者の安全および人権の擁護、とくに研究に関する知る権利・自己決定の権利に対する配慮ができているか？
- ☐　個人情報や秘密の保持などプライバシーに配慮できているか？
- ☐　通常の実践家と研究者の役割・活動を明瞭に区別することができているか？
- ☐　専門的知識、研究方法、研究の意義などの吟味、文献検討は十分行われているか？

研究計画書
- ☐　倫理的配慮が明記されているか？
- ☐　研究によって得られる利益（協力者・社会）と不利益のバランスが検討されているか？
- ☐　予測される研究対象者の不利益・不自由・リスクなどを最小にする方法を講じているか？
- ☐　研究対象者の選定手続きの公平さは保たれているか？
- ☐　研究対象者の個人情報保護（匿名性の確保）の方法は十分か？
- ☐　研究協力依頼書や同意を得る方法が明記され、同意書が添付されているか？
- ☐　研究参加の拒否により研究対象者に不利益がないことが実質的に保障されているか？
- ☐　研究対象者の責任・判断能力に応じて、代諾者の同意を得る方法は明示されているか？

研究依頼書・同意書
- ☐　研究の目的・内容・手順がわかりやすく、適切に説明されているか？
- ☐　研究協力に伴う不快、不自由、不利益、リスクなどが説明されているか？
- ☐　いつでも参加を拒否、辞退でき、それによる不利益はないことが説明されているか？
- ☐　研究対象者からの質問に答える準備が説明され、連絡方法が説明されているか？
- ☐　研究対象者の匿名性、個人情報がどのように守られるか説明されているか？
- ☐　研究結果の公表方法について説明されているか？
- ☐　同意書には、研究の説明、日付および対象者の署名欄が記されているか？
- ☐　同意書のひとつを研究対象者に渡しているか？

データ収集中およびその後
- ☐　データ収集中も、断る権利を保障できているか？
- ☐　実践家としての第一義的な責務を果たし、ケア優先でデータ収集を行っているか？
- ☐　研究対象者に不利益がないように最善を尽くしているか？
- ☐　データや資料を厳重に管理し、個人情報の保護に努めているか？
- ☐　有効な看護方法が明らかになったときには、その看護を提供できるように配慮しているか？

研究の公表（論文・発表）
- ☐　対象者に対して行った倫理的配慮を明記しているか？
- ☐　個人や対象集団の特定につながる情報の記載はないか？
- ☐　文献、使用した測定用具・モデルについては引用を明記しているか？

＊注意：各々の項目をチェックする際は日本看護協会の「看護研究における倫理指針」を参照すること

Ⓐ 道徳的責任と対象の安全と安寧

　看護師には患者に対する道徳的責任があります。「真実を語る、約束を守る、患者の利益を守る」などといったものです。それらは看護をする者にとっては当然守るべきことです。

さらに人間尊重の立場から以下の要件を研究の全過程において十分注意し、対象の安全と安寧を保持することが重要となります。

①人権を守る。

②個人のプライバシー保護（匿名性の保障）。

③研究の目的、主旨を十分説明し、協力を得る。

④研究参加への自由意志を保障する。

⑤負担や苦痛を最小限にする。

Ⓑ 看護研究のための倫理のガイドライン

国際看護師協会（ICN）は 1997 年に「看護研究のための倫理のガイドライン」[18] を発表し、研究実施に際しては研究対象者の 4 つの権利を守るべきであることを説いています。

①不利益を受けない権利

②完全な情報公開の権利

③自己決定の権利

④プライバシー、匿名性、機密性確保の権利

Ⓒ 倫理的に問題がある事項

研究の過程で起こりやすい倫理的な問題には、以下のようなものがあります。

①研究の目的やそれに伴う負担・苦痛について、対象者への説明が不十分

②対象者の承諾なしでデータを取り、発表

③対象者の承諾を得ないでテープなどに録音

④対象者の顔写真など個人が特定されるものを公表

⑤多すぎる質問紙

⑥長時間の拘束

⑦頻回の測定

⑧他の研究者のアイデアや論文の盗用、重複投稿（研究発表・論文掲載時の倫理的問題）

研究への協力の依頼

研究対象者への依頼は、研究における倫理原則や対象者の人権擁護をふまえた内容でなければなりません。研究する者が十分配慮することが必要です。ビデオ撮影やテープへの録音は拒否されることがあります。その場合は、なぜその方法が必要かを誠意をもって説明すると同意が得られやすいでしょう。

1 説明事項

日本看護科学学会の看護倫理検討委員会で作成された「研究の倫理審査体制設置に伴う審査規準」によると、研究者が対象者に提供する情報が 9 つあげられています[20]。

①研究の目的

②研究協力に伴う利益

③研究協力による手間、身体的負担、副作用など

④研究に協力することによる特別な事柄、たとえば通常の診療との関係など

⑤研究協力を拒否することの権利と通常の診療やケアを受ける権利

⑥協力してからの権利（質問の自由、協力辞退の自由）

⑦合併症、副作用などが生じたときの対応やそのシステム

⑧データの収集や処理などにおけるプライバシーの保護

⑨研究論文の公表の方法

2 研究依頼書と研究承諾書

　上記の説明事項を簡潔に示した依頼書を作成しましょう。依頼書は対象者個人だけでなく、組織、家族などに提出を求められる場合もあります。

　そして、研究に対する同意をした旨を書面にサインしてもらいます。これはかならずしも必要であるとはいえませんが、今後のために双方がこれを持っていることが必要であるとする研究者もいます。

3 研究倫理委員会

　病院などの組織においては独自に研究倫理委員会を設けており、研究者は研究計画などの書類を提出し、事前に審査・承認を受けるシステムをもっています。今日、日本看護協会、日本看護科学学会は研究の倫理審査体制づくりなどに積極的に取り組んでいます。

　日本看護協会では「看護研究における倫理指針」を 2004 年 7 月に提示し、看護研究を行う際、あるいは研究に関与する際の倫理的配慮についての基本的な考え方を示しました[20]。

5 文献検索の意義と方法

文献検索の重要性

1 研究の過程と文献検索の関連性

　今日の臨床看護研究における弱点として、以前からいわれている文献検索が不十分であることがいまだに問われています。

　研究の本質は「新知見の発見」にあることから、新知見かどうかを見極めるには文献検索を広く十分に行う必要があります。既存の研究の検討がなされていないために研究の必要性が希薄であったり、積み重ねとしての研究になっていない状況がみられます。また、文献検索をすることは研究のアイデアや研究方法のヒントが得られるなどの有益なことが多くあります。

　したがって、研究の基礎的な能力として、文献検索方法を身につけることが必要です。研究の過程と文献検索の関連を**図 1** に示しました。この図からもすべての過程で文献検索が必要であることがわかります。

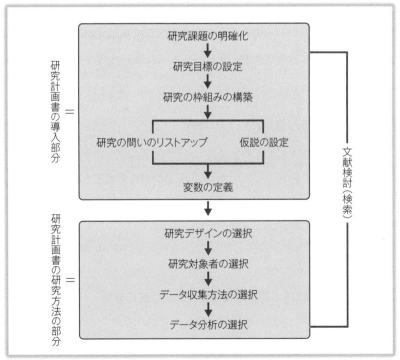

図 1　研究の過程と文献検索の関連（文献 22 より改変）

2 文献検索の意義

Ⓐ 研究するうえでの意義

①自分の研究内容について、これまでにどんなことが明らかにされ、何がわかっていて、何が未解決で、さらにどのような研究が必要か、研究を行う必要性を見極めます（研究の独自性の確認）。

②最先端の研究はどこまで進んでいるのか、研究の動向やその分野の知識を深めることにつながります。

③これから行う研究に役立つ理論的枠組みや仮説を立てるのに役立ちます。

④研究の視点、研究方法、測定方法など、研究のアイデアが得られます。

例 研究のアイデア

●足浴の効果を調査した研究において、看護行為の効果を評価する指標のアイデア
①足浴の温熱刺激とマッサージ効果を皮膚血流量と皮膚温の変化でみる。
②足浴の温熱刺激とマッサージの効果を POMS と自律神経系の反応（R-R 間隔）でみる。

Ⓑ 看護活動を行ううえでの意義

上で述べた文献検索の意義は論文、レポートを書く際の意義ですが、それ以外にも文献の活用は重要な意義をもっています。

1）ケアを行う裏づけとして有用

これまでに効果のあった方法やアイデアが得られ、自分が行うケアの根拠となります。その結果を評価しさらに検討を重ねることでよい看護を提供することにつながります。

例 ケアの裏づけ、自己啓発としての意義

●最近の手術法「内視鏡下手術」は胆嚢摘出のみならず肺切除術、卵巣摘出術など、どんどん開発され、それに伴う術後のケア方法などは最新文献に頼ることが多い。
●意識障害患者のリハビリテーション看護については温浴刺激などのケア方法が開発され、従来の認識が改められてきた。

2）最新の知識を習得でき、継続的な学習や自己啓発に有用

どのような分野においても研究活動はつねに行われており、その進歩にはめざましいものがあります。したがって、医療や看護の分野においても新しい検査、治療法、ケア方法の開発に関する情報に目を向け、いま以上によい看護が提供できる方法を追究する姿勢が

大切です。

文献検索の方法

　ここでは文献検索の方法を解説します。まず、具体的な文献検索をする際に知っておく必要がある論文の種類、文献検索のタイプから説明します。

1　文献の種類、論文の種類

　文献とは文字として公表されたものをいい、筆録または印刷されたもののことをいいます。文献の種類には単行本、事典、新聞、専門雑誌、研究論文、大学の紀要などがあげられます。

　研究を行う際に検索するのはおもに論文です。以下に論文の種類をあげてみました。

A　原著論文

　研究テーマにもとづいてデータ収集し、その成果を論じた研究論文のことです。研究そのものが独創的で新しい研究成果が記述されています。通常、研究の過程にそって序論、研究方法、結果、考察、結論もしくはまとめ、という項目に分けて記載されています。

　学術上の価値および有用性があり、信頼性と完成度において妥当と認められており、研究論文としてもっとも高く評価され、過去にない新しい知見が含まれています。

B　総説

　ある領域に関して、それまでに発表された研究などの論文を総括的に分析し、客観的な批評を加えたものです。その領域の研究が現在までに何を解明し、何が課題なのかなど、領域全体の学問的状況を概説し将来の展望を提示しています。

C　報告

　学術上および技術上価値のある新しい研究成果で、原著論文には及ばないものの萌芽的で発展性が認められ、これだけでも早く発表する価値があるものです。

D　資料

　論文の一タイプとしての資料とは、調査報告、視察報告などデータそのものに利用価値があるものをさします。諸分野の研究や実践に資すると認められたものです。

E　解説

　ある特定の内容について分析を加えながら説明した論文です。

F　論壇

　限られた短いスペースで、意見を論述したものです。

2　文献検索のタイプ

A　ブラウジング（browsing）

　特定のテーマ探しなどの目的をもたずに、新着図書や専門外の雑誌などに手あたり次第、幅広く目を通すことをいいます。思いがけない発見、アイデアが得られることがあります。

一般に研究の初期のまだテーマが明確になっていないときに行います。

B カレントアウエアネス（current awareness）

専門領域の新しい情報につねに目を通すことをいいます。専門雑誌の定期購読がすすめられます。

C 遡及検索

ある程度研究テーマが定まったら、過去数年間にさかのぼって現在までの関連する文献をくまなく検索することをいいます。

1）一次資料

個々の図書・雑誌類に掲載されている論文や記事など、そのものをさします。

2）二次資料

一次資料を探すための資料で、文献を網羅的に探すときに必須のものです。索引誌、抄録誌、目次誌としてまとめてあります。

3 具体的な検索方法

A テーマに関連する文献検索

研究をする際は自分が疑問に思ったことや問題意識を整理して、研究可能な程度に絞ったら、まずその課題に対する知識を整理したり、先人たちがどのような研究をどこまで明らかにしているか、研究の最先端を知る必要があります。

1）百科事典や専門辞書で調べる

先にも述べたように文献とは「記録された文書」のことです。そこで、研究論文を検索する前に最初に行うことは、まず自分の興味や関心事に関することを百科事典や専門辞書、あるいは新書などで調べます。これはそのことに関連する知識を得たり、重要な事項を知ったり、大雑把にその分野の現状や問題をつかむのに役立ちます。自分の知らないことや新しい発見に出会い、視野が広がることにつながり、テーマを絞りこむきっかけになったりします。また、取り組む研究課題や重要語句に対する用語の定義づけをする際にも役立ちます。

2）成書を読む

研究課題がある程度決まったら、それに関する著書（成書）を1冊以上読むことを勧めます。そうすることで、これから取り組もうとする研究課題に関する知識の広がりと深さが増し、データの分析や考察などに役立ちます。

書籍の検索には「CiNii Books」「NDL-OPAC（国立国会図書館蔵書検索申込システム」を利用するとよいでしょう。全国の大学図書館などが所蔵している書籍や雑誌を検索することができます。また、図書館の著書目録、書名目録、分類目録などのカード目録も利用できます。

B 看護関係の文献検索（主として研究論文）

1）最新の論文を探す方法

関連専門雑誌、学会誌、日本看護協会誌、大学の紀要などを検索します。これらは月刊

誌であったり、年に数回あるいは年1回刊行されるので最近の話題や研究論文を知ることができます。

　紀要とは、大学および研究機関の教員が行った研究をまとめたもので通常は年1回刊行されます。また、データベース（二次資料を検索するツール）を活用すると短時間で効率的に検索でき、便利です。データベースの一つである医中誌Webでは毎月2回、データが更新されるので1か月前までの研究論文を検索できます。

2）過去の文献を探す方法

　信頼性の高い看護・医療情報や専門の図書・雑誌論文を探すのにもウェブサイトを介して検索することが多くなりました。知りたいことをYahoo、Googleなどで検索すれば、該当する多くの情報が得られます。ただし、図書や雑誌論文を探すデータベース（二次資料を検索するツール）とは異なり、内容に関して検証されていないものが多く、正しい内容かどうかは自分で確かめる必要があります。責任の所在も明確にされていないものも見られます。また、情報の中身がすぐに変更されたり、削除されることもあり、昨日は検索できたのに、今日は更新されているといった事態もあります。

　そういった情報を利用する際は、たとえば厚生労働省のホームページに記載されている情報を利用する場合など、必ず情報を入手したアドレス（URL）と、日付を記載しておきましょう。投稿論文の場合に査読者が確認できるようにしておく必要があります。

　最近は文献検索の具体的な方法が書かれた図書が出版され、重宝しています。文献検索のコンピュータ画面が図解入りで示されており、学生に好評です[23)-25)]。

3）過去の文献を探す方法：データベース

① 学会誌や専門雑誌のデータベース

　看護系の研究でよく使われるデータベースには「医中誌Web」「最新看護索引Web」「CiNii Articles」「PubMed」（海外論文）「CINAHL」（海外論文）があります。**表9**にそれらの特徴を示しました。

　これらの論文データベースサイトから年代ごとに研究のキーワードなどを使って、検索し、目的の研究論文がどの雑誌の何年、何月号、何ページに載っているかなど、書誌情報を把握して論文そのものを入手（コピー）します。抄録や本文がその場で入手できる場合もあります。

　キーワードを使って検索した結果、膨大な量の文献が抽出された場合は、さらにキーワードを追加したり、条件をつけて必要な文献を絞りこんでいきます。研究論文が載っている雑誌が図書館にない場合は、取り寄せを依頼することが可能です（有料）。

② そのほか看護に役立つデータベース

a）厚生労働省研究成果データベース

　厚生労働省が補助金を出した保健、医療、看護、福祉、労働分野の研究成果を検索できます。

表9　看護に有用なデータベース一覧

データベース名	特徴
医中誌 Web	医学中央雑誌刊行会が作成する国内医学論文情報のウェブ検索サービスである。国内における医学、歯学、薬学、看護学および関連分野の定期刊行物、約6,000 誌からの論文情報を検索できる。シソーラス用語*（統制語）の処理（同義語、同意語をまとめる）がなされているのでキーワードを活用した精度の高い検索ができると言われている。1938 年以後の論文が検索できる。看護系の主要な雑誌はほとんど検索可能である。
最新看護索引 Web	これは日本看護協会図書館で所蔵している国内発行の看護・周辺領域の雑誌・紀要などのなかから看護に有用と思われる文献を選び、採録しているデータベース。看護分野に限定された雑誌文献情報データベースであるため、看護関係の文献を効率よく検索できる。以前は冊子体であったが 2006 年を最後にウェブ版に移行した（年刊版は 1987 ～ 2006 年）。収載誌数は 860 誌（2015 年5 月現在）、月 1 回更新されている。ただし、シソーラス用語*（統制語）に対応していないので、類似および関連用語も入力して検索する必要がある。「日本看護学会論文集（電子版）」を全文を閲覧・ダウンロードできる。日本看護協会会員は登録すれば無料で使用できる。
CiNii（サイニィ）	国立情報学研究所（National Institute of Informatics）が運営する学術論文や図書雑誌などの学術情報データベースで、3 つのデータベースからなる。 ① CiNii Books 　全国の大学図書館が所蔵する図書や雑誌などの情報検索ができる。電子版の論文を読めるものがあるが、有料と無料のものがある（旧 Web Cat）。 ② CiNii Articles 　看護学や医学、心理学、教育学、社会学、福祉の雑誌論文を幅広く検索できる。検索結果から PDF ファイルで、全文を読めるものが多い。 ③ CiNii Dissertations 　日本の博士論文のデータベースで、2015 年 6 月から試験運用され、正式公開は 10 月。
PubMed（パブメド）	インターネット上に提供される MEDLINE データベースのことを PubMed という。MEDLINE とは米国国立医学図書館で作成され、海外の医学、歯学、看護学、薬学などの雑誌論文を探す際に用いられるデータベースである。5,000誌以上の学術雑誌から毎年数十万件のデータが追加されている。シソーラス用語*（統制語）の検索ができる。
CINAHL（シナール）	欧米を中心に世界の看護関係文献および健康全般に関する雑誌の論文を検索できる。看護系の基本となるデータベース。CINAHL には 4 つの種類があり、そのうち「CINAHL with Full Text」は論文を全文を読むことができる。医中誌同様、シソーラス用語*（統制語）も検索できる。
PierOnline（ピアオンライン）	国内の学術出版社が発刊する医学、薬学、看護学の学術雑誌を電子ジャーナルとして提供している。医歯薬出版、南江堂、メディカ出版などが参加している。

＊シソーラス
　科学技術全分野の専門用語を概念で整理し、同義関係や、意味上の類似関係、階層関係などによって関連づけし、体系化した用語辞書のこと。たとえば、「褥瘡」を表す言葉として「床ずれ」「皮膚統合性障害」「圧迫性潰瘍」と複数の表現がある。シソーラスにこれらが登録されていれば「床ずれ」と検索した場合でも「褥瘡」「皮膚統合性障害」「圧迫性潰瘍」をキーワードとした文献を検索できる。逆にシソーラスの処理がされていないと、「褥瘡」と同じ意味であっても「床ずれ」「皮膚統合性障害」「圧迫性潰瘍」は検索から漏れてしまうことになる。医中誌 Web では複数の用語で書かれた論文にはすべてシソーラス用語である「褥瘡性潰瘍」が付与されているので、いずれの表現であっても「褥瘡性潰瘍」に自動的に変換されて入力した用語に加えて「褥瘡性潰瘍」を加えた検索が行われる。

b）心理尺度データベース

　三重大学教育学部教育心理学教室により運営されています。尺度の名称、論文タイトル、掲載雑誌、尺度の作成者名から検索できる。掲載雑誌の欄に「看護」と入れると看護雑誌で心理尺度が利用されている論文を検索できます。

c）闘病記ライブラリー

　図書館司書によって選択された闘病記 700 冊が疾患別に分類されています。また、都立中央図書館のウェブサイトでも 1,600 冊の闘病記の情報が得られます。

4）過去の文献を探す方法：関連領域の文献索引（冊子体）

　「日本看護関係文献集」「看護関係雑誌文献目録」「最新看護護索引」「生活行動援助の文献集」などは、現在休刊・廃刊していますが、その当時の事情を調査するには有用です。

5）過去の文献を探す方法：指導者・研究者に尋ねる

　指導者・研究者に関連領域の文献を尋ねる方法もあります。

4 テーマに関連する文献の絞り込みの実際

　テーマが決まったら（仮のテーマでもよい）関連文献を検索し、自分が読む必要がある文献を絞り込みます。その際、テーマに関係するキーワードを使って最終的にいくつの文献を検討するかを判断します。

例 文献の絞り込み

●仮のテーマ

　糖尿病患者の食事管理における思いとセルフケア行動の関連

●文献検索

①データベース『医学中央雑誌』（医中誌）を全年で（あるいは過去 20 年など）、キーワード「糖尿病」「食事管理」で検索し、56 件がヒット。

②56 件をさらにキーワード「思い」「認識」で絞り込み、条件を「原著」としたところ 18 件がヒットした。

③キーワード「糖尿病」「食事管理」で検索した 56 件を、再度キーワード「セルフケア」「自己管理」で絞り込んだところ、14 件が得られた。

④②の 18 件と③の 14 件の重なりを除き、9 件となった。

⑤次にデータベース『CiNii』で、『医中誌』と同様の方法で検索したら 12 件ヒットした。

⑥12 件のうち『医中誌』で得られた 9 件の論文と重ならない新たな論文は 3 件であった。そのうち子どもを対象とした論文を除くと 2 件となった。

⑦したがって計 11 件の論文を入手し、検討の対象とした。

注：この検索結果は架空のものです。

5 **どのような文献をどのくらい集めたらよいのか？**

　研究における文献検索の意義は前述したように、自分がこれから取り組む研究課題に対して、これまでにどのような研究がなされて何が明らかになっているかを調べ、研究の必要性を見いだすことです。したがって、研究課題に関連する文献を偏りなく収集し、整理することが必要となります。つまり、関連する文献すべてを見つけ、読み、理解することが大切です。看護関係の文献のみならず、研究課題によっては心理学や教育学、社会福祉関係などの文献にもあたらなければなりません。

　てっとり早いのは、いもづる式に文献を入手する方法です。自分の研究課題に近い最新の文献を数件取り寄せて、それらの文献に載っている文献をさらに取り寄せると効率的に文献が集められます。最新の文献には著者が活用した有用な文献がリストアップされているので役に立ちます。

文献の整理

　研究における文献の意義は前述しましたが、文献は研究テーマ設定から論文を完成させるまで必要です。文献を要領よく整理しておくことは、研究を円滑に進め、学術的価値の高い論文を作成するうえで一つの技能ともいえるでしょう。

　文献を整理する際には、参考事項を抜き書きしたり、「文献レビュー用」「考察用」などとメモをしておくと、あとですぐに役に立ちます。

　基本的な文献整理の内容を以下に示しました。

1 **基本的な文献整理**

Ⓐ 文献内容の整理

　論題、著者、研究目的、研究方法、結果、結論、出典を明らかにしておきます。文献カード、ノート、研究論文整理表などを利用して整理しておきましょう〔第2章③「入念な文献検索と研究の必要性の確認」（72ページ）を参照〕。

Ⓑ 文献検索時に最低限必要な情報（書誌的要素）

　以下に検索時に必要な書誌的要素を整理します。

　研究は多くの研究者で行う場合があり、論文の著者名が多数記載されていることがあります。引用文献を書く際は投稿誌の規定に従うことが必要です。雑誌によって筆頭著者1名を書き、共同執筆者は「他」をつければよい場合もあれば、3人までをあげればよい場合、執筆者すべてを書く場合など、さまざまです。面倒でもすべての著者名を控えておくと、後日あわてなくてすみます。

1）雑誌論文の場合

　著者名（全員）、表題（タイトル）、雑誌名、巻（号）、始めと終わりのページ、発行西暦年次。

2）書籍の場合

編者（著者）名、書名（版）、発行所、始めと終わりのページ、発行西暦年次。

3）訳本の場合

原著者名、書名（版）、原著発行西暦年次、訳者名、書名、発行所、始めと終わりのペー

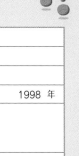

例 **文献カード記入例**

標　題	終末期にある患者をもつ家族の変化と家族対処				
著　者	木戸美智子、角田貴子				
雑誌名等	**看護展望**				
巻・号	49　巻	16　号	76 ～ 81 頁		1998 年
研究目的	終末期にある患者をもつ家族が行った家族対処を明らかにする。				
研究方法 対象・期間 データ収集方法	対象：消化器外科で手術を受けたあと、終末期を迎えた患者の家族6事例。 調査期間：2001年5月～7月 調査方法：看護師が家族対処を促す目的でかかわり、その後の家族の言動を逐語録 にし、その変化から家族対処が促されたと判断した。42の看護場面を質 的に分析した。				
結果・結論	①看取りに伴うストレスの予防 ②看取りの意思決定 ③家族内相互作用の変化 ④ソーシャルサポートの獲得				

注：この文献は見本用であり、実際とは異なる。

標　題	介護職員の介護張り合い感尺度の作成－信頼性・妥当性の検証				
著　者	足立はるゑ				
雑誌名等	生物と科学				
巻・号	148　巻	6　号	18 ～ 25 頁		2004 年
研究目的	老人福祉施設で働く介護職員の介護に対する張り合い感尺度を作成し、信頼性・妥 当性の検証をする。				
研究方法 対象・期間 データ収集方法	対象：G県の福祉施設の14施設で働く介護スタッフ177名。 研究方法：質問紙調査、留め置き法。調査期間は2001年1月～2月。調査内容は介 護張り合い感14項目、精神健康調査票（日本版GHQ28）、個人特性。 分析：因子分析、統計にはSPSS11.0使用。				
結果・結論	介護張り合い感尺度は尺度全体でクロンバックα係数0.92、下位尺度では＜要介護 者や家族の感謝・受け入れ＞0.86、＜要介護者の進歩＞0.77、＜自己成長感＞0.78。 妥当性は既存のGHQ評定点と有意な負の相関関係が見られ、尺度の信頼性・妥当性 が検証された。				

例　研究論文整理表記入例

文献名 （論題）	病院看護師の医師との協働に対する 認識に関する要因	看護職の専門職的自律性の測定に関する一研究
著　者	△△　○○子	△△　○○子　　○○　○絵
出　典	日本看護管理学会誌 Vol.9, No.2, 22-30, 2006	静岡大学教育学部研究報告 47, 241-251, 1997
研究目的	医師と看護師との協働を測定し、両者の協働に関する要因を検討する	適切な看護ができるという自信や仕事への意欲、個人の特性である看護職への適性について測定し、それらと専門職的自律性との関連について明らかにする。
研究方法 データ収集法、 対象、研究期間、 調査内容、尺度	対象：外来および手術室、精神科勤務を除く看護師 1131 名。そのうち役職がなく常勤雇用の看護師 798 名を分析対象とした。 調査内容：「医師と看護師との協働」「看護方式」「上司・先輩・同僚からのサポート」「カンファレンス」「飲み会・食事会」。 看護師側の要因：「自律的態度」 医師側の要因：「医師の看護師に対する態度」	対象：公立病院に勤務する看護師 370 名 データ収集方法：自記式質問紙調査 調査内容：①看護の専門職的自律性測定尺度。筆者が文献をもとに作成した尺度。状況の認知・判断・実践の 3 側面を測定する 61 項目からなる尺度。②仕事への意欲、Kuker らが作成したものに、筆者が修正を加えたもの。③自信：筆者作成
結　果	協働を促進していた要因は同僚や先輩、上司からのサポート、医師とのフォーマルなコミュニケーションの機会であった。 阻害要因は、看護師の医師に対する自律的態度の希薄さ、医師の看護師を尊重しない態度であった。	①看護の専門職的自律性尺度として認知能力・実践的能力・具体的判断能力・抽象的判断能力・自立的判断能力のの 5 因子からなる尺度が作成された。 ②看護に対する自信が高いほど、自分の置かれていた状況を正しく理解し、具体的な情報や理論・法則にもとづき実践できている。自立的判断能力と自信、意欲および適性との間で相対的にやや相関の値が低いことがわかった。 ③看護専門職的自律性の各能力と経験年数との関係は、就業後 3 年を境として急激に上昇し、その後 6 年から 10 年の間に一時的に下降又は安定する時期を経過したあと、経験年数 10 年を超えると、再び上昇する。
結　論	医師と看護師の協働を高めるには、カンファレンスなどをとおして、先輩や上司が後輩に対して看護の立場から主張していくことや、医師とともに討論するなど議論の様子をみせることであり、実際の論議に参加させるなど、医師との協働が高まるようなサポートを行うことが重要である。 また、看護師が医師に対して看護の立場から判断を論理的に説明することや、互いに論議しあうなどの自律的態度を形成させること、看護師と医師が相互理解し尊重しあうことが協働を促進すると考えられた。	（省　略）

注：この文献は見本用であり、実際とは異なる。

ジ、発行西暦年次。

 文献リストの書き方

　　論文やレポートの作成にあたっては、引用したり参考にした文献を論文やレポートのなかに明記しておくことが必要です。文献の明記は論文の学術的価値の評価を高めるもので

あり、盗作の誤解を防止するなど、研究上の倫理的な問題発生防止にもつながります。

　引用文献も参考文献もまとめて後述する場合には、先に引用文献、次に参考文献を書くのが一般的です。並べ方は引用順であったり著者のアルファベット順であったりします。雑誌に投稿する場合には、そこの投稿規定に従うことが必要です。一般的な書き方は先の書誌的要素に準じてください。

文献の読み方

　文献を読むときにはどんな注意がいるのでしょう。何でも読めばいいというわけではありません。どのようにすれば、よい論文を選ぶことができるのでしょう。ここでは文献を読む際の留意点をまとめてみます。

1 基本的な文献を見落とさない

　新しい文献から過去10年分、あるいはすべての文献リストにあたり、そのなかから重要なもの、それがなければ成り立たないというものを選び出します。古い論文は有益なものもありますが、ときに現在使われていない方法などがあるので注意が必要です。

2 原則として原著を読む

　他の論文で使われていた文献の内容をそのまま利用することを孫引きといいます。これは、使われている文脈によって異なる意味をもつものであり、かならず原本にあたることが重要です。引用者の解釈が誤っていることもありえますので、注意が必要です。

3 文献全体を読む

　文献は拾い読みではなく、ていねいに論文の全体を読むことが必要です。そうすることで、研究の意図や構想が理解できるようになります。

4 文献を盲信せず、批判的に読む

　研究はその結果を活用するために行うものです。したがって、研究論文が有用なものであるか、どの範囲で活用可能であるかを吟味しながら読むことが必要です。

　方法の適切さ（信頼性・客観性）、解釈・考察の適切さ、論理の一貫性、用語の定義、文献活用などを読みとっていきます〔第1章⑥「研究論文の批評（論文クリティーク）」（49〜52ページ）を参照〕。

5 抄録・集録の読み方、参考の仕方に注意する

　どの学問分野も学会という研究成果を報告する場をもっており、抄録あるいは講演集といった学会誌があります。これらは一定の制約条件のなかで書かれていることに注意して読むことが必要です。A4判用紙1枚か2枚といった制限のなかで要点のみを取り上げてあり、思わぬ結果が出たことまでは触れていないことがありますので、注意しましょう。

6 文献はいろいろな角度からあたる

　一つの研究テーマはいろいろな事柄の組み合わせで成り立っているので、いくつかのキ

ーワードや理論などから検索することが必要です。また、関連分野としての心理学や社会学、福祉関係などの研究論文も検討しなければなりません。

文献レビュー

研究課題に関する文献を入手し、それを読むことにより当該分野の研究成果や研究の最先端を知ることができます。文献を読み終えたら、研究の必要性を証明するために文献レビューを書くことが必要となります。

1 文献レビューとは [26]

特定のテーマに関する最近の研究を批評的に評価したものです。レビューは研究課題にとって重要なテーマを中心として構成されます。多くの研究を統合し、背景にある共通の発見や一致、不一致を見極める必要があるので、レビューを書くのはなかなか困難です。

2 文献レビューの目的

①自分が取り組む問題が研究に値するものであることの証明になります。

②自分の仮説と方法を構築するにあたり、関連する先行研究を評価したことの証明になります。

3 学位論文における文献レビューのポイント

①批評的であることが必要です。

②文献検索が完全であること。関連する論文すべてを読み、理解したことを証明できなければなりません。

6 研究論文の批評
（論文クリティーク）

論文の批評とは

　クリティーク（critique）とは批評、評論という意味をもちます。論文のクリティークとは自分以外の人が書いた論文を読む際に、内容を批評的・分析的に評価しながら読むことをいいます。

　看護研究のクリティークは何のために行うのでしょう。批判、批評といった意味を単純に考えると、その研究の問題や欠点を探すことのように思うかもしれません。しかし、そうではなく、その論文が信頼できるものか、不適切な箇所はどこかを見極めることで、研究結果を活用できるかどうかを判断したり、研究者自身が自分の研究にとって、有用かどうかを判断するためにクリティークします。また、看護実践のエビデンスを探したり、研究方法の学習のためにクリティークするなど、個人的な目的でも行われます。

　研究論文のクリティークをする際には誰を対象に行うかによって、レベルがあると言われます[27]。たとえば、学部生の卒論、大学院の修士課程の論文、博士論文と、おのずとクリティークのレベルは高くなっていくと考えられます。ここでは、卒業後の看護師が学会などで発表する場合に焦点をあてることにします。

　初心者は、立派な活字になった論文をそのまま受け入れやすい傾向があります。どのような研究であっても研究者への謙虚な態度を忘れてはなりませんが、研究内容を鵜呑みにすることなく論文のよい点や悪い点を把握し、重要な部分は抜けていないか、論理の飛躍はないか、なぜ著者はこのような方法を用いたのかなど、「文献の論理性に注意して読む」[27]ことが必要です。

　研究はある一定の条件下で行うものであり、厳密な意味で完全な研究はほとんどないといわれています。したがって、論文をクリティカルに読むときは単なるあら探しではなく、研究目的をふまえた論理性とどうすればもっとよい成果が得られるかなど、発展的に読むようにすることが大切です。それにより、文献の十分な理解ができ、自分自身の学習にもつながります。

論文の評価方法

　研究論文にはある一定の構成にそった記述が求められています。一般にこの構成にそった内容の有無と適切さを基準として、論文は評価されなければなりません。

　以下に筆者が通常用いているチェックリストをあげます。論文の評価視点は、さらに細分化した項目を研究デザインごとに示している者もいます[27]。

1）表題は研究内容を的確に表し、簡潔であるか

2）表題には研究のキーワードが含まれているか

3）研究の背景と研究の必要性が示されているか

　一般的に、研究論文の「はじめに」あるいは「序論」にあたる部分に示されているか、「文献検討」として独立した項目にしてある。

①研究の前提となる考えや価値感は矛盾や論理の飛躍はないか。

②文献検索の結果、既知の事柄、未解決な問題が明確にされているか。

　　研究の背景として先行研究の内容を把握し、自分の研究の位置を示しているかをクリティークします。

③看護の研究としての必要性・重要性が示されているか。

　　研究課題に関する疑問や問題意識が示されていて、筆者が前提としている考えや価値感は理解できるか、論理のつながりに無理や飛躍がないかをクリティークします。さらに、その研究が、看護領域のどこに、どのように役立つのか、つまり看護領域の知識や実践への貢献といった観点から研究の意義や重要性を示しているかをクリティークします。

4）研究の目的は明確か

①研究の目的は具体的で明確になっているか。研究テーマとのズレはないか。

②研究で用いられるキーワードの定義がされているか。

③仮説は独立変数と従属変数の関係で立てられているか。

④仮説は用いる理論との関係で立てられているか。

5）研究方法は研究目的を導き出すための適切な方法が選択されているか

①対象の条件、選択基準が示され、研究課題に合っているか。

　　研究目的に見合う研究対象者を選んでいるか、対象の等質性はどうか、偏りはないかをクリティークします。

②研究対象は母集団を反映しているか。

③研究期間は適切か。

④データ収集方法、手順は適切か（客観性、信頼性）。

⑤測定尺度を用いる場合は尺度の信頼性・妥当性が確認されているか。

⑥調査内容や教示文は適切か。

教示文とは、質問に応えてもらう前に内容を説明し、回答を促す文のことを言います。調査内容は研究目的を達成する、あるいは研究成果を評価するための内容であるかをクリティークします。また、教示文は研究目的にそった有効なデータが得られる効果的な内容であるかをも確認します。とくに質的研究の場合は重要です。

例　教示文

研究目的に合った適切な教示になっているかを確認します。

●以下のなかからあなたにあてはまるものに○をつけてください。

●介護の仕事をしていてあなたがやりがいや張り合いを感じたことがあれば、お書きください。

⑦分析方法が明示され、適切な方法で行われているか（統計処理など）。

⑧対象に苦痛を与えぬ方法で行われたか。

6）研究の倫理的配慮について記述されているか

7）結果は事実を正確にわかりやすくまとめているか

①結果は研究課題からずれていないか。

②研究目的を明らかにするために、データを組み合わせ意味のある分析をして、表やグラフに表してあるか。

③図、表を効果的に用いているか。

④結果は順序立てて述べてあるか。

⑤統計処理が適切になされているか（統計技法の選択）。

8）考察は結果にもとづき、適切になされているか

①結果の意味を解釈し、研究目的や問題意識に対応した考察がなされているか、結果にない論理の飛躍や主観的な解釈が盛りこまれていないか。

②先行文献の結果と比較し、相違点・類似点などを活用して自分の意見を述べ、結論に導く考察がなされているか。

③考察および理論的解釈の深さはどうか。

④この研究で伝えたいこと、得られた結果が理論とどの程度一致するかがデータや文献を用いて説明されているか。

⑤仮説がある場合は仮説が支持されたか、支持されなかった場合はその理由が考察されているか。

⑥研究の限界とそれが結果に及ぼした影響を考察しているか。

⑦結果から得た新しい知見は看護の領域にどのような意義や応用方法があるか、どれだけ一般化できるか示されているか。

⑧今後の展望として、どのような研究が可能であり、残された課題はどのようなものかを示しているか（今後の課題と展望、謝辞は「おわりに」の項で述べる場合もある）。

9）研究目的に対して明らかにされたことが結論として述べられているか

10）全体として論理的に一貫した研究プロセスをふんだ展開になっているか（目的、結果から結論の整合性）

11）謝辞はあるか（科学論文には不要）

12）文献リストは適切かつ十分か

13）文献リストは書き方にそって記載されているか

14）この研究のよいところはどこか（社会的貢献度など）

ワークシートによる研究の進め方

この章のねらい

　研究とは疑問に答えること、まだ未知な事柄を明らかにすることです。つまり、新知見の発見であり、その発見を科学的なプロセスを用いて行うものであることは前述しました。

　このような研究の本質から看護研究をみると、看護研究の方法、進め方、結果の報告に至る研究の過程全般が科学的・論理的でなければならないことになります。研究の過程全般が科学的・論理的であれば、研究に関与しなかった他者も同じような研究をすることができ（追試）、看護実践に活かすことが可能となります。科学的・論理的な研究の進め方を身につけるには、おおむね共通する一定の方式があります。

　この章では、看護研究を科学的・論理的に展開するための過程を要点を絞って示します。

ワークシートについて

　本書で用いるワークシートとは研究計画書を作成する前の考えや思考（判断・選択）、調べた結果を書く用紙をいいます。

　自分の考えていることを素直にありのままを表現する部分と、思考と作業が連動する部分とで構成されています。

　研究は判断の連続であるといわれるように、文献を参考にしながら自分で判断・決定していく主体的な決断が要求されます。ワークシートはその研究過程での各自の考えや判断した結果を文字にしていくうちに、自然に研究計画書作成までたどりつけるようになっています。

　研究計画書はワークシートの要点を整理すればよいのです。つまり、その内容は研究計画書作成前の自分の考えや、判断、調べた結果を書きとめたものとなります。したがって、ワークシートを書く際は、単に空欄を埋めるという「穴埋め」作業にならないように、じっくり考え、十分に調べ、熟考する必要があります。

　第2章はワークシートの構成に従って、研究の進め方を解説しています。実際のワークシートを本書の巻末に添付しましたので、切り取って実際に使ってみてください。

1 研究の進め方

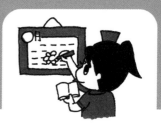

研究の過程

　研究を行おうと取り組み始めてから終了するまでの過程はいくつかの段階に分けることができます。研究過程をどのように区分するかはさまざまですが、ここではわかりやすく大きく分けた区分（**表 10**）を紹介します。

　研究のほとんどの過程で文献検索が必要なので、この区分では文献検索を独立させて項目にあげていません。研究の過程では、当然文献検索は必要であるという考えに立っています。研究の初心者には、文献検索の重要性を認識してほしいという意図で文献検索を盛り込んだ区分を用いることもあります。

　各段階をさらに細分化し 11、12 段階に示す場合もあります。

表 10　研究の過程（文献 28 より改変）

①研究課題の選択
②研究課題と概念枠組みの明確化
③研究方法の選定
④研究データの収集
⑤研究データの分析
⑥結果とその解釈および研究の発表

具体的な研究の進め方（研究計画書作成まで）

1 ワークシートによる研究の進め方

　第 2 章では、研究テーマすなわち研究として追究する課題を焦点化し明確にするまでの手法を、ワークシートを用いることによって具体的に無理なく道筋をたどれるように示しました。したがって、行動的あるいは作業的な表現になるきらいがありますが、研究の進め方・考え方を順を追ってふんでいくことになるので、あとで自分の考えをたどることができます。また、どの段階で、何を考え、何を吟味する必要があるかを点検することができます。

2 研究課題の焦点を絞る

　研究課題の焦点を絞る検討をしっかり時間をかけて行うことはとても大切なことです。この研究課題の焦点を絞る段階を、研究の内容を示すステップ（第1ステップ）と研究課題を明確にするステップ（第2ステップ）の2つに分けて考えます（**図2**）。

　以下に第1ステップと第2ステップを図示するとともに、ワークシートによる8段階の研究の進め方を示します。

① 研究課題の焦点を絞る。

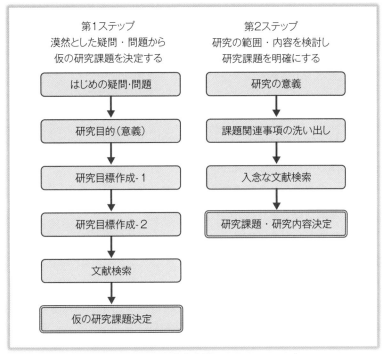

図2　研究課題の焦点を絞る2つのステップ

② 研究の枠組みを設定する（概念枠組み）。

③ 研究方法を決定する。

④ 研究計画書を書く。

⑤ データの予備調査、予備実験を行う。

⑥ 本調査（データ収集）をする。

⑦ 論文をまとめる。

⑧ 研究結果を報告する。

看護研究の動向から研究課題を考える

1 研究結果のエビデンスとしての有用性の低さ

　看護職は医療の中核を担う専門職として質の向上をめざして努力し、研究的な活動を行っています。川島[29]は「臨床看護研究の成果はサービス改善につながる」とし、牛久保[30]は「研究と実践、教育、政策は相互に密接に連動する」と述べ、看護研究が単に臨床看護の範疇にとどまらず、国の政策の変化を誘導するうえでも重要であると述べています。

　日本における看護研究の動向は、1980年代後半から雑誌などで報告[31)-33)]されており、近年の急激な看護教育の大学化に伴い、研究論文数は着実に増加し、多様な領域の研究会の発足などがみられます。しかし、看護研究の増加に比べて、その研究結果はエビデンスとしての有用性が低いことが指摘されています。その背景には、以下のことが考えられます。

1）文献検索が不十分である
2）研究方法が偏り、実験研究が少ない
3）エビデンスが得られる研究方法になっていない
4）臨床看護師が行う看護研究の投稿が少ない
5）看護専門職としての役割遂行のテーマになっていない

2 文献検索が不十分である

　研究課題に関する先行研究の検討が十分されていないため、先行研究の課題や問題を把握できず、同じ問題の繰り返しや、オリジナリティが不明確になっています。

3 研究方法が偏り、実験研究が少ない

　研究方法は調査研究やインタビューに偏り、データの信頼性・妥当性を保証するための実験研究が少ない傾向にあります。実験研究を行うための実験室をもつ研究室が少ないという指摘があります[34]。実験研究は医師の分野であるといった誤解もあるようです。

　看護研究によって客観的なデータで示すことで、国の政策を動かした例があります。真田弘美教授（東京大学）は皮膚・排泄ケア認定看護師を雇用することで褥瘡治癒率が上昇し、費用対効果が上がるというエビデンスを発表し、これが国に認められ診療報酬の対象となりました。その過程では他職種と共同で使用できる褥瘡評価スケールの開発、褥瘡に対するチーム医療の確立を果たし、褥瘡発生率を世界一低くしたのです[35]。

　こうした例が示すように、看護職ももっと多くの分野で医師と同じように生体機能検査や血液データなどを用いてエビデンスを築いていく時代だと思います。たとえばQOL向上のための筋力低下防止の支援結果を生物学的・実験的研究方法で証明することなどです。

　雑誌のなかで「看護職はいつまでアンケートやインタビューをしているのだ」といった記事を見てハッとしました。看護大学がたくさんできましたが、「看護技術」を科学的に解明し、よいケアの知見を蓄積し、看護学の発展につながる研究がいまだ不十分なのです。

4 エビデンスが得られる研究方法になっていない

　研究は研究課題の構想段階において、信頼性と妥当性が高いデータが得られる方法を決定することが重要です。仮説や比較対象の設定、対象者の条件や数、分析方法など、研究方法が十分吟味されていない場合が見られます。貴重な時間を費やして取り組むわけですから他の人びとに活用できる結果を提供しましょう。

5 臨床看護師が行う看護研究の投稿が少ない

　臨床現場の看護研究は、現場の問題や改善に役立つ興味深い研究が活発に行われるようになりました。しかし、研究活動が発表までにとどまり、それを論文として投稿することまでやり通せない残念な状況が散見します。研究は得られた結果を論文にしてこそ社会に役立つことになります。もうひと息努力を注ぐ必要があります。

6 看護専門職としての役割遂行のテーマになっていない

　研究は1回行って終わりではなく、研究課題を見いだし、構想を練る段階ではつねに、「なぜ、何のために行うか」「それはどのような大きな課題達成に向かう研究か」などを十分自問して、取り組む課題を決定することが必要です。簡単に言えば2～3年、あるいは数年継続して研究できるテーマを決定するという意味になります。

　たとえば、がん患者の心理的な葛藤や、心理的適応プロセスを研究したら、次はどのような支援やかかわりがその心理的適応を支援できるのかを明らかにします。あるいは適応に何が関連しているかなどを見いだします。さらに、見いだした支援方法を使って介入研究をし、結果の蓄積を図ります。

　この例は看護実践の新たなアプローチ法を提案できる研究です。その結果がよい「看護技術」や「支援方法」の開発となり、看護専門職としての役割遂行の質向上につながります。看護職が社会的にさらに認められる機会になるでしょう。

第1ステップは、漠然とした疑問や問題意識から研究できそうな領域と内容を見いだすステップです（図3）。

①〜⑤は**看護研究ワークシート1**の❶〜❺に記入しながら検討してみましょう。

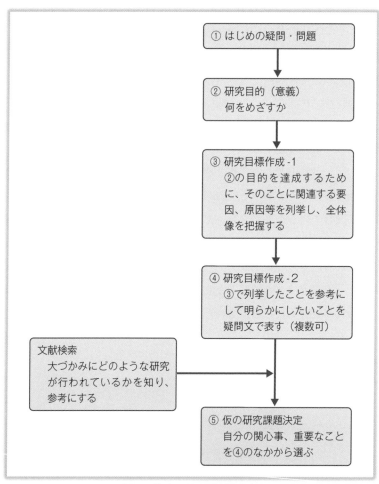

① はじめの疑問・問題

② 研究目的（意義）
何をめざすか

③ 研究目標作成-1
②の目的を達成するために、そのことに関連する要因、原因等を列挙し、全体像を把握する

④ 研究目標作成-2
③で列挙したことを参考にして明らかにしたいことを疑問文で表す（複数可）

文献検索
大づかみにどのような研究が行われているかを知り、参考にする

⑤ 仮の研究課題決定
自分の関心事、重要なことを④のなかから選ぶ

図3　第1ステップの進め方

はじめの疑問・問題

1 疑問・問題

日ごろ感じている疑問、問題、したいことを書いてみます。臨床事例や雑誌を読んだときに感じたこと、考えたこと、疑問点など、具体的にそのときの状況をありのままに気ど

らずに書いてみましょう。疑問形で書いておきます。

　自分が疑問に思っていることや問題を感じていることを疑問として表現すると、疑問が明快なものになり、いくつかあげた疑問の相互関係や、予測されること、必要な条件などを検討することにより、新たな疑問に気づいたりして、研究テーマの中心課題がみえてきます。

2 研究領域の検討

　はじめに日ごろ考えたり疑問に思っていたことを書き出すと、自分の関心がどの分野のどのような性質をもつ領域にあるかが、大づかみにわかってきます。

　しかし、学生のように学習途上にある場合はこの疑問や問題が浮かばないときもあります。このような場合は自分の興味・関心のある学科目や看護の領域から考えることもできるでしょう。たとえば、成人の慢性疾患患者の看護に関心があったり、小児看護に興味があるなどです。

　また、研究が看護の問題であり、看護実践に役立つものであるかを問うことが必要です。

3 研究疑問（research question）とは何か

　研究とは疑問に答えることであり、研究可能な問いをつくる必要があります。

　疑問は私たちの日常生活のなかにつねに存在し、即座に解答が得られるものや意見を引き出す疑問などさまざまなレベルがあります。疑問はすべて研究に適するものばかりではなく、たとえば「どの道が近道か」「制服は何色がよいか」などは研究に適した疑問ではありません。

　そこで研究可能な疑問、研究に適した疑問とはどのようなものかを知っておく必要があります。この研究疑問の立て方次第で研究の方向や努力の仕方が異なってきます。

A 研究疑問の定義

　パメラ・ブリンク（Pamela J. Brink）は研究疑問を「挑戦し、試験し分析することが可能な、また有用で新しい情報を生み出すであろうような課題あるいは論点についての明白な疑問」としました[36]。もう少しわかりやすく表現すると、研究疑問とは「問題を解決し、新たな研究を生み、理論を増やし、あるいは看護実践の改善に役立つ堅固な事実を生み出すような疑問」をいいます。

B 研究疑問の性質[36]

①研究疑問は研究者の意見やアイデアを反映する。

②研究疑問は個別的なものである（ある者は経済に関心があり、ある者は人間の行動に関心があり、ある者は QOL に関心があるなど）。

③研究疑問は自分の関心事を測定の対象となりうる一つの疑問にまで煮詰めた研究デザインの全貌である。

④研究疑問は本人の中心となる論点である。

⑤「〜は、どのようか」「〜は、なぜか」という問いをすると行動的になれる。

⑥まず、自分の疑問を書き、それを単純な構成要素からなる疑問に分解すると、より単純

な疑問に分けられ、研究内容が明確になる。つまり、全体的、包括的な疑問から特定的な疑問を定めることになる。最初から疑問が単純化あるいは特定化されている場合はそのままでよい。

ⓒ 研究疑問になる問いとならない問い

研究疑問は以下の要件を備えていないと研究課題としての問いになりません。

①疑問は、意見を求めたり、イエス・ノーで答えられるものでないこと。

②疑問には2つ以上の変数（調査項目）が含まれていること。

③常識的なことで、調査するまでもない疑問ではないこと。

> **例 研究疑問になる問いとならない問い**
>
> ①看護学生の制服は白がよいか？ ➡ ×研究疑問にはならない。意見を求めている。変数は1つなので調査できない。
>
> ②高齢者は個人差が大きいだろうか？ ➡ ×研究疑問にはならない。イエス・ノーで答えられる。
>
> ③足浴は患者にとってどのようなリラクセーション効果があるのだろうか？ ➡ ○研究疑問となる。変数は足浴とリラクセーション効果であり、変数が2つあるので調査可能であり、調査内容がほぼわかる。リラクセーション効果の内容を明示すれば変数はさらに増える。
>
> ④日常の患者ケアにおいて、アルコールを含んだ液体で擦拭することは、通常の消毒石けんで洗うのと同じくらい有効か？ ➡ ○研究疑問として適切である。変数は2つ以上あり、研究範囲や出したい結果が明示されている。

4 研究疑問の深化

研究における疑問は、最初はあいまいな場合が多いのですが、あいまいなままでは研究できないので、それを研究可能な形にまで具体化することが必要です。つまり「誰に、何をすると（何があると）、何と比べて、何が違う」といった事項を詰めることにより、課題がすっきり明確になってくるものです。

したがって、研究にとって適切な疑問とは、理論的にも実践的にも意味のある問題設定をすることであるといえます。これは一度にできるほど簡単なことではなく、先行文献をいくつか読んだり、フィールドワークのなかから新たな発想や疑問が湧き、研究疑問の深化・構造化が可能になってきてはじめてできるものです[37]。これらの発想や疑問などはノートにメモし、相互の関連をたどったり、予測したりして問題の構造化や設定に役立てま

表 11　研究疑問の構造化 （文献 38 より改変）

P	Patients：誰を対象とするか
E	Exposure：どんな要因をとりあげるのか（説明変数、独立変数）
C	Comparison：それを何と比較するか（比較対照）
O	Outcomes：何を主要なアウトカムにするのか（結果、従属変数）

す。

　たとえば臨床的な疑問として「どのような患者が転倒しやすいか」といった疑問を看護師がもったとします。その後の学習や文献検討により、自分の職場に入院してくる高齢者の転倒に関する共通の条件として、身体機能と認知機能が関係しそうであることに気づきました。そこで実証可能な具体的な研究疑問に設定しなおしました。

例　実証可能な具体的な研究疑問への深化

どのような患者が転倒しやすいか
↓
脳神経外科に入院中の高齢患者において、転倒しやすい共通の条件として身体機能と認知面ではどのようなことがあるか

　上記の研究疑問は当初の疑問が文献などから熟考されて深化し、実際に研究可能な問いとなったのです。

　このようにして、初めは漠然とした研究疑問でしかなかったものが、次第にリサーチクエスチョン（研究疑問、調査課題）と呼ばれるのにふさわしいものになってきます。いい疑問や問題設定をつくり出すためのうまい方法はありませんが、参考になる方法として臨床家のための臨床研究において用いられている研究疑問の構造化のための「PECO」と「PICO」[38] を紹介しておきます。

　「PECO」と「PICO」とは簡単に言うと「問題の定式化」のことで、EBM研究において用いられる方法です。この研究で何を明らかにしたいか、最初に頭の中に浮かんだ漠然とした疑問を科学的で実施可能な研究計画にしていく方法の一つとして、看護学の研究においても参考になると思います。これをガイドにして研究疑問を具体化していけばよいことになります（表11）。自分が作成した研究疑問をこれにあてはめることで文献検索のキーワードも見つかります。

例 **研究疑問の構造化**

侵襲のある検査前の患者にアロマセラピーを実施すると緊張は緩和するか？

　　↓

P：侵襲のある検査前の患者

I：アロマセラピーを実施

C：しない場合と比べて

O：緊張の緩和

アンダーラインの部分がキーワードです。これを組み合わせて文献検索をすることになります。

5 **研究疑問のレベル**

　　研究疑問にはレベルがあり、そのレベルによって研究のデザインが異なります。たとえ
ば、研究したいと思った課題がまだ手がつけられてなく、先行研究もなければ、まずその
課題を質的研究の手法を使って探索することになります。

　　表12に研究レベルⅠ〜Ⅳに応じた具体的な例を示しておきます〔第1章②「研究の問
いの種類による分類」（17ページ）を参照〕。

表12　研究疑問のレベルの具体例

疑問のレベル	研究疑問の例
レベルⅠ （因子探索研究・記述的研究）	■ 介護の仕事における喜びや、張り合いはどのようなものか ■ 乳房切断に対する女性の反応はどのようなものか ■ 看護の修士課程に進む看護職は、どのような志望動機があるか ■ 在宅酸素療法施行患者の治療過程における思いはどのようなものか
レベルⅡ （関係探索研究）	■ 介護の張り合い感と介護のストレスとの間にはどのよう関係があるか ■ 患者の乳房切断術決断に関係する因子はどのようなものか ■ 自己概念の程度と修士課程に進む理由にはどのような関係があるか ■ 統計的な変数と修士課程に進む理由にはどのような関係があるか ■ 患者の年齢、支援者の有無は在宅酸素療法中の患者の思いに影響を及ぼしているのではないか
レベルⅢ （関連検証研究） ＊仮説が必要	■ 介護の張り合い感が高い者ほど介護ストレスが低い傾向を示すのではないか ■ 健康認識が高い者ほど乳房切断手術への決断が早いのではないか ■ 自己概念の高い者のほうが修士課程への進学動機の自己成長欲求が強いのではないか ■ 患者の年齢が高いほど在宅酸素療法に対する否定的な反応が多いのではないか
レベルⅣ （因果仮説研究） ＊仮説が必要	■ A施設の介護職員のストレスが低いのは介護張り合い感が高いからではないか （原因） （レベルⅣの疑問はレベルⅢの研究の答えから生じるものである） （実験操作ができなかったり、変数を操作することが倫理的にできない場合はレベルⅢの研究にとどめることになる）

研究の構想

1 研究の目的－看護研究で何をめざすのか

研究で何をめざすのか、どのようにしたいのか、あるいは何に役立てたいのかを記述します。それには、この疑問がどのような問題や領域の研究であるかを考え、その立場からめざす目的を記述します。

> **例 看護研究を何の役に立てたいのか**
>
> ①患者の転倒をなくしたい。あるいは減少させたい。
> ②合併症予防のために高齢者の術後早期離床を図りたい。

例の①は患者の安全に関する研究であり、看護管理、リハビリテーション看護などの側面から取り上げることが可能となります。

②は術後の合併症予防に関する研究であり、急性期あるいは回復期への移行期の看護、あるいは患者行動の側面から検討が可能となります。

しかし、この段階ではまだ大づかみに研究領域の見当をつけておく程度にし、研究領域を限定しないほうが発展性があります。

2 研究の目的・目標の関係

研究の目的は疑問や問題を解決・解明することですが、大きな目的のままではさまざまなことが関係しているので、研究はできません。

そこで次にこの大きな問題を細分化する作業をします。それには研究における目的、目標の関係を理解しておく必要があります。

研究の目的と目標の関係が理解できたら、再び第1ステップに戻ります。

A 研究目的 [27]

この研究をとおして最終的に看護にどう貢献するかを示したものです。つまり、その研究の意義を示すことになります。

B 研究目標

研究目的を達成する、あるいは近づくために、ここまでを明らかにするという具体的な到達点を示したものです。研究目的は、このような具体的な目標がいくつか解決されて初めて達成できるという関係にあります。

この目標の一つが一論文の研究目的にあたるという関係にあります。

例 研究目的と研究目標の関係

研究目的 ➡ 研究目標

●患者の転倒をなくしたい。　●入院患者の転倒に関連する要因を環境、自立
　　　　　　　　　　　　　　　度の側面から明らかにする。
　　　　　　　　　　　　　●転倒が起こりやすい場所・時間帯を明らかに
　　　　　　　　　　　　　　する。
　　　　　　　　　　　　　●患者の転倒防止に対する看護師の認識を明ら
　　　　　　　　　　　　　　かにする。

研究目標作成

1 **研究目標作成 - 1　研究目的達成のための関連要因**

　　研究でめざす大きな目的を達成するためには、どのようなことが関連しているかを列挙
します。関連要因、原因、結果に影響を及ぼす事柄などをあげます。この作業をすると自
分が研究で達成したいこと、明らかにしたいことの全体像がわかり、どのような構造にな
っていそうかを理解できます。研究範囲、コントロールの必要性もわかってきます。

例 研究目的達成のための関連要因を列挙

●研究目的　　　車いす使用患者の転倒をなくしたい。
●関連すること　かかわる人（看護師、患者、家族）
　　　　　　　　病状：診断名、患者の状態、ADL の状況
　　　　　　　　看護師と患者の認識・思い
　　　　　　　　看護師の判断など
　　　　　　　　場所・環境：病室、トイレ、廊下など
　　　　　　　　転倒の原因・誘因：

　　　　　　　　　　　看護師側の要因／患者把握の程度、技術、経験など
　　　　　　　　　　　患者側の要因／病状、機能障害の程度、理解力、年齢、与薬、でき
　　　　　　　　　　　　　　　　　　る ADL、している ADL、する ADL など
　　　　　　　　　　　環境、車いす関係／設備、車いすなど

2 研究目標作成 -2　具体的で研究可能な疑問

　「研究目的達成のための関連要因」であげたものや他の視点を参考にして、自分が疑問に感じること、明らかにしたいことを疑問文でいくつかあげて研究目標を作成します。研究目標は具体的で研究可能な疑問（何を知りたいか）をもっていなければ設定できないので、重要なのは研究に値する疑問をいかにつくるかです。また、疑問にはいろいろなレベルがあり、内容によっては2つの疑問を同時に研究できることもあるし、研究に値しない疑問もあります。抽象度の違いや関連を考えて、組み合わせたり、構造化することが必要な場合もあります。

例　関連要因等から自分の疑問を列挙し、目標を作成

① 「どのような患者が転倒しやすいか、何が関係しているか」を明らかにする。
② 「車いす使用患者の事故にはどのようなものがあり、どんな場所や時間に起こりやすいか」を明らかにする。
③ 「看護師は事故防止のためにどんな情報収集や判断、行動をしているのか」を明らかにする
④ 「患者は車いすを使用する際に、車いす移動に関して誰からどのように教えてもらっているか」を明らかにする。
⑤ 「患者は車いす使用時に自分自身でどのような注意や確認（セルフケア）をしているのか」を明らかにする。
⑥ 「車いす運転はどのようなことが困難か」を明らかにする。

　実際に研究をする際の研究目的は実証可能な問いに直し（誰に、何を、どこで、いつ、といった具体的な内容を決める）、的確に述べる必要があります。つまり、研究を限定することができるように可能な限り特定化するのです。

例　特定化し実証可能な研究目的

「どのような患者が転倒しやすいか、何が関係しているか」を明らかにする。

「脳神経外科病棟に入院中の70歳以上の患者において、転倒しやすい共通の条件として身体機能と認知面ではどのようなことがあるか」を明らかにする。

3 研究疑問作成上の基準

　研究テーマを選択するための正確なルールはありません。しかし、研究が個人の興味や価値観にかなうのみではなく、世の中に役立つものであり、学問分野や実践に貢献できるかどうかといった観点からの基準はあります。社会学における2つの重要な基準[39]を紹介します。ある問いに答えようとする研究を設計するには、この2つの基準を満足させるように努めることが重要であるとされています。看護学はおもに人間の反応を研究対象とする分野であるため、自然科学以外に社会学や心理学の領域と共通するものがあるので参考になります。

Ａ 研究の問い（研究テーマ）は現実の世界において重要な問いであること

　人びとに利益や損害を与えるような出来事を理解したり、予測したりするうえで重要なものであることが必要です。

Ｂ 現実の世界の一側面を実証的・科学的に証明する学界全体の能力を高めることによって、特定の学問研究の発展に具体的に貢献する問いであること

　特定の学問分野に貢献することとは、看護学における既存の業績の枠組みのうちに自分の研究設計を明示的に位置づけることを意味します。この基準に従うことで自分の研究が他の研究者にとって重要なものになることが保証され、それゆえ学界全体としてより大きな成果が達成されることになります。

4 研究疑問の作成方法

　社会学では研究疑問を設定することを「研究設問」と称し、いかに研究設問を作成するかが研究全体の成功を左右するとして、研究疑問設定のステップを重視しています[39]。作成にあたっては、一般的には状態の記述をめざす研究設問とプロセスの記述をめざす研究設問とを区別できるとしています。

Ａ 状態の記述をめざす研究設問

1）ある所与の状態がいかに成立したのか

　状態のタイプ、頻度、成立した原因、戦略などの記述。

2）この状態がいかに維持されているのか

　構造の記述。

Ｂ プロセスの記述をめざす研究設問

　対象がいかに発展するのか、変化するのかなどの原因、プロセス、帰結、戦略の記述。

　この2つが社会学の研究設問設定の一般的ものとして紹介されていますが[39]、人間の多様な側面を扱う看護研究ではさらに以下のことも視野にいれておくと研究疑問設定上の参考になります。研究テーマの焦点と研究内容がわかる研究疑問を作成することで、研究の方向性が導かれます。

1）社会生活の状態

　プロセス、行動、構造、生活状態、役割、関係、QOL、ライフスタイル、グループなど。

2）環境

　背景、組織、経済、制度・規則など。

例 状態の記述、プロセスの記述をめざす

●新卒看護師が職場に適応する心理プロセスはどのようなものか

●集団における認知症患者の行動にはパターンがあるか

●訪問看護ステーションの規模と組織形態の関連はどのようなものか

仮の研究課題の決定

　研究疑問のなかから自分がもっとも関心があり、かつ研究課題として重要と思われることを選択し、本格的な文献検索に入ります。

　ここまでで、研究できそうな課題を見つけだしたことになります。それがはたして研究としての価値があるかどうかは、さらなるステップで検討します。独創性の確認などのための文献検索が必要となってきます。

ワークシート記入例

氏名　西○美○子

A 研究したい事柄の焦点を絞り、研究課題（テーマ）を明確にする作業

❶ 今回、研究として取り上げたいこと、疑問や問題に感じていることを、具体的に気楽に書いてみる（動機、エピソード、考えたこと、思ったことなどを含める）。

　産褥期では褥婦さんは分娩・授乳などで、疲労が強く、休息が十分とれない状況がある。あるとき、褥婦さんの一人が足がむくんでいるといって、足をさすっていた。下肢を挙上するようにアドバイスをしたが、つらそうだったので気になった。何が原因であるかを考えてみたが、妊娠中毒症もない人だったので、授乳行動が関係しているのかもしれない。

　これまでにも褥婦さんの下肢にむくみが見られたケースは経験している。産褥期とは妊娠・分娩によって起こった身体的変化が妊娠前に戻るまでをいうが、お産という大役を果たした褥婦さんが楽になるようにマッサージやリラクセーションの方法を取り入れてみたい。以前、乳がんで乳房切除をした患者さんに上肢のアロママッサージを取り入れた効果の報告を聞いたことがある。アロマオイルを使ったマッサージをすると気分もリラックスできるかもしれない。

❷ 研究目的（❶で取り上げた疑問や問題をどのようにしたいか、何をめざすのか）

　褥婦さんの苦痛はいろいろ考えられるが、今回は褥婦の安楽を促進するために下肢浮腫を軽減させることを目的に研究する。

❸ ❷の研究目的を達成するには何が関連するのか（原因、誘因、関連要因）を列挙する。

→全体像がわかる。

・年齢、分娩回数、分娩経過、合併症の有無
・一日の行動、睡眠時間
・下肢浮腫の有無・程度
・授乳回数、授乳時の体位
・家族構成
・水分出納

・現在なされている下肢浮腫の対応
・下肢浮腫に対する本人の対処

❹ ❸で列挙したことを活用して、自分が明らかにしたい研究疑問を複数書き出す（大づかみに文献を調べると列挙しやすい）。

産褥期の下肢浮腫の発生の頻度はどのくらいで、その程度はどのくらいか。
褥婦さんは下肢浮腫に対してどのような対処をしているのか。
産褥期の下肢浮腫に対してアロマテラピーによるマッサージはどのような効果があるか。

❺ 研究課題（今回、研究として取り組みたい課題を上記から選び、疑問文で表す）

産褥期の下肢浮腫に対してアロマテラピーによるマッサージはどのような効果があるか。

(H.A. format : 1)

ワークシート記入例

看護研究ワークシート 1

氏名 木〇多〇子

A 研究したい事柄の焦点を絞り、研究課題（テーマ）を明確にする作業

1 今回、研究として取り上げたいこと、疑問や問題に感じていることを、具体的に気楽に書いてみる（動機、エピソード、考えたこと、思ったことなどを含める）。

　　最近、幼い子どもへの虐待が新聞やニュースで報道されている。私の知っている師長さんが夜間当直のとき、受診に来た子どもの背中に、内出血の跡がいくつもあった例を話していた。私は、親が自分の子どもを傷つけるなんて信じられないが、親の育児ストレスが関係しているのではないかと思った。近年、健やか親子やエンゼルプランなどの子育て支援が地域で実施されているが、虐待事件はあとを絶たない。若年夫婦の虐待が多いように感じる。

　　母親の年齢が低いと子育てというたいへんな役割をするにはストレスも高くなることが予想される。ストレス状態が長く続くと虐待にもつながることが推測できる。育児に疲れたり、ストレスがたまったときに母親はどのような対処（コーピング）をしているのだろうか。同じ子どもをもつ友人はいるのだろうか。

　　一般に男児よりも女児のほうが育てやすいといわれているが、どんな違いがあるのだろう。また、夫や周りのサポートによって困難な状況を乗り切ることが可能になるのではないかと考える。次世代を担う子どもを健やかに育てるための育児支援の対策を社会全体できめ細やかに考えていく必要があると思う。

---

2 研究目的（**1**で取り上げた疑問や問題をどのようにしたいか、何をめざすのか）

　　母親の育児に対するストレスを軽減し、子育ての負担感を少なくする。

---

3 **2**の研究目的を達成するには何が関連するのか（原因、誘因、関連要因）を列挙する。

→全体像がわかる。

・母親の年齢、育児経験、健康状態、教育背景、職業の有無、趣味、一日の過ごし方
・子どもの年齢、性別、出生順位（第1子か第2子以降か）、健康状態、兄弟の有無
・家族構成、家族の協力状況（夫など）
・育児においてつらいこと、たいへんなこと、不安なこと、腹がたつこと
・父親の年齢、教育背景、職業
・住居の状況

---

4 **3**で列挙したことを活用して、自分が明らかにしたい研究疑問を複数書き出す（大づかみに文献を調べると列挙しやすい）。

育児ストレスにつながるものはどのようなことがあるか（要因）。
育児ストレスを感じたときに母親はどのような対処（コーピング）をしているのだろう。
育児ストレスを抱えている母親は育児についてどのような意識をもっているのか。
健康児をもつ親の育児ストレスと障害児をもつ親の育児ストレスはどのように違うか。
子育て中の母親は子どもの虐待についてどのような意識をもっているか。

---

5 研究課題（今回、研究として取り組みたい課題を上記から選び、疑問文で表す）

　　母親の育児ストレスはどのようなもので、どのような対処（コーピング）をしているのだろう。

(H.A. format : 1)

3 研究課題の焦点を絞る
第2ステップ

　第2ステップは、研究の範囲、内容を検討し、研究課題を明確にしていきます（**図4**）。

　①〜④は**看護研究ワークシート2**の❻〜❽、**看護研究ワークシート3**の❾に記入しながら検討してみましょう。

図3「第1ステップの進め方」（58ページ）から続く

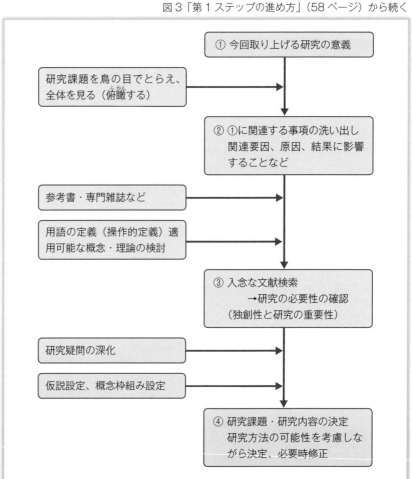

① 今回取り上げる研究の意義

研究課題を鳥の目でとらえ、全体を見る（俯瞰する）

② ①に関連する事項の洗い出し
関連要因、原因、結果に影響することなど

参考書・専門雑誌など

用語の定義（操作的定義）適用可能な概念・理論の検討

③ 入念な文献検索
　→研究の必要性の確認
（独創性と研究の重要性）

研究疑問の深化

仮説設定、概念枠組み設定

④ 研究課題・研究内容の決定
研究方法の可能性を考慮しながら決定、必要時修正

図4　第2ステップの進め方

研究課題

1 今回取り上げる研究の意義

　いくつかの疑問のなかから選択した研究疑問から研究課題をあげます。さらにこれから

行う研究の看護上の意義を確認します。つまり、この研究は看護実践や理論にとってどのように役立つのか、あるいは貢献できるのかを考えます。

2 研究課題を鳥の目でとらえる（俯瞰する）

研究課題を鳥の目でとらえ、全体を見ます。鳥の目とは、虫の目のように近くから見ていては見えない範囲を高いところから見ることです。一度立ち止まって「鳥の目」で研究課題（疑問）を見ることで原因や優先すべきことや見落としがわかります。

つまり今回研究しようと考えていることはどの領域や分野の何に関連する研究にあたるのか、学問分野や実践領域における位置づけを確認します。そうすることで、その分野・領域における理論や原理を適用したり、関連文献検索に活かしたりすることが可能になります。

3 選択した研究疑問に関連する事項の洗い出し

再度、研究疑問に関連する事項を列挙し、全体像の把握と研究範囲決定上の参考にします。関連要因、原因、結果に影響を及ぼすことなどをあげます。

自分で考えるのみでなく、研究仲間との意見交換、参考図書などを活用して列挙します。関連事項をあげることで、研究に際し、統制の必要性や1回の研究でできるかどうか、自分の手に負えるものかどうか見通しが立ちます。さらに焦点を絞る必要性がある場合もみえてくるでしょう。この作業は第1ステップと同じ作業をすることになります。

4 用語の定義

研究課題のキーワード（重要用語）を定義します。

定義には内包と外延を表すことが必要です。それによって研究者がキーワードをどのような意味としてとらえているかを知り、その意味での解釈や見解を検討できます。用語の定義を明記しておかないと見解の相違や意見の食い違いが起こりやすくなります。

たとえば、健康の概念を心理学的側面からとらえる場合と生理学的側面からとらえる場合は、まったく研究内容が異なります。したがって、研究に際しては共通理解をするために、用語のもつ意味と範囲を示すことが必要となります。

Ⓐ 内包

一つの概念に含まれる諸事物が共有するすべての属性をいいます。普遍的な意味を示したものです。

Ⓑ 外延

概念の適用されるべき範囲をいいます。概念の表す事柄の範囲です。

Ⓒ 操作的定義 [3) 26)]

研究上で使用する概念や変数を観察・測定可能な形にしたものです。抽象的な概念や現象を実際の研究でどのように観察し測定するか、あるいはある特定の内容に限って使用するといった範囲で示します。研究には内包と外延を含んだ操作的定義を明記しておくことが必要です。つまり、概念や変数を、具体的な内容に限定して使用することになります。

よって研究可能な課題とは、正確に定義され測定することができる変数を含んでいます。

例 操作的定義

● 体温 ➡ 体内の温度をいい、ここでは直腸体温計で測定した値をいう。
● 自己管理行動 ➡ 透析患者の行動のうち、治療的意味をもっている能動的で観察可能な
　　　　　　　　活動をいう。

5 概念・理論の適用

　　既存の概念や理論を活用すると研究の論理性、科学性が増し、論理の一貫性が保たれます。したがって、自分が取り組む研究課題がどのような概念や原理からなるのか、何と関連するかを心理学、社会学などの他の学問分野の知識も取り入れ、適用可能な理論を見いだします。また、物事を原理にもとづいて考えることが必要です。それが論理性を高めることにつながります。

例 適用可能な概念・理論

● 在宅酸素療法施行患者の家族支援 ➡ ソーシャルサポート理論
● 家族介護者の精神健康状態 ➡ ストレス・コーピング理論
● 糖尿病患者の生活指導 ➡ 学習理論
● ウロストミー造設患者の退院後の生活実態 ➡ QOL 概念
● がん告知を受けた患者の行動 ➡ 危機理論

入念な文献検索と研究の必要性の確認

1 文献検索方法と結果の記述

　　研究に際しては文献検索を入念に行います。研究課題を決定するまでに行った文献検索方法と結果は、記述しておきます。索引誌、発行年、キーワード、絞り込み方法などを記録しておくと、後日の覚えになります。

例 **文献検索結果**〔第 1 章⑤「例：文献の絞り込み」〕（43 ページ）を参照〕

● 『医学中央雑誌』（インターネット版）1990 〜 2003 年。キーワード：入院患者、認識、環境。
結果 37 件。さらに看護の文献を、会議録を除く 5 年分として絞り込んだ結果 6 件。

● 『最新看護索引』1995 〜 2001 年。キーワード：子ども、母親、生活習慣。結果 15 件。

● 『日本看護学会論文集』1998 〜 2000 年。キーワード：子ども、母親、生活習慣。結果 3 件。

↓

ここから重複文献を除き、原著論文で絞り込み、計 12 編を検討対象とした。

2 文献検索と研究の必要性

文献は、看護関係のみでなく広く心理学や社会学、教育学、福祉関係などの分野にまたがり詳細に検索をすることによって、研究の独創性が確認されます〔第 1 章⑤「文献検索の意義と方法」（37 ページ）を参照〕。

過去 10 年間さかのぼって、必要な場合にはさらに検索して論文を精読し、これまでに何がどこまで明らかにされているのか、あるいはまだ研究されていないのか、もしくはデータの蓄積が少なく不十分なことはないか、さらにどのような研究が必要かを検討し、研究の必要性、独創性、看護にとっての意義・重要性を明らかにします。

ワークシート 3 の❾を書く前に、検索した論文の要点を把握し、それをもとに研究の背景として何がどこまで明らかになっているかを記入します。

例 **研究の背景の記述例**①（ワークシート 3 ❾-2）

養育者は子どもの事故に対してどの程度の認識をもち、どんな対策をとっているのだろうか？

＜文献からわかったこと＞

● 事故の発生状況、発生後の受診状況、親と子どもの背景と発生した事故との関連、事故発生状況と事故防止意識との関連について調査されていた（佐藤ほか：1994）。

● 事故の要因として親の認識不足、不注意、母子関係の不確立があげられていた（木田：2006）。

● 情報源についてはマスメディアの伝達効果が高いこと、情報取得後の行動変容は病院によるものの効果が認められていた（藤田：2008）。

以上より、子どもが実際にどのような事故に遭遇したかの調査研究はある程度なされているが、保護者が事故防止に関してどのような対策をとっているのかいないのかという具体的な調査は少ない。子育ての過程では事故が起きないような環境を整えることが重要である。安全な環境づくりをめざすには、まず子どもの事故に対する認識と家庭で行われている事故防止対策の現状を調査する必要がある。

例 **研究の背景の記述例②**（ワークシート3 **9-2**）

乳がん患者の不安内容は経過に伴ってどのように変化するか、その変化に応じた看護師の援助はどのようなものか

＜文献からわかったこと＞

● 不安の状態・内容には変化があり、告知から手術までの時期がいちばん不安得点が高い状態であり、手術後から退院までの時期では手術前に比べて不安得点が減少する。しかし、退院後に再び上昇する（谷口：2007）。

● 告知から入院までの不安内容は、病気への不安、仕事、日常生活、家族の心配。入院から手術までの不安内容は、手術、ボディ・イメージの不安。手術から退院までの不安内容は、再発・転移、退院後の治療（抗がん剤の副作用）。退院後の不安内容は、今後の治療、痛みの残存、ボディ・イメージ、日常生活の負担であった（木村：2009）。

● ボディ・イメージ、がん転移、予後については全摘出・部分摘出で不安の有意差はなかった（木村：2009）。

● 看護者に対するニーズは「専門的知識の提供」がもっとも多く、次いで「心理的サポート」であり、ゆっくり話を聞いてほしいと感じている（新道：2002）。

以上より、患者の看護者に対するニーズは専門的知識、心理的サポートが多い。今回の私の研究疑問に対する研究はほぼ明らかになっていた。しかし、一つの論文で、術後の精神的支えになっている人のうち看護者の割合は低いという報告があった。そこで低い理由として何があるのか、また実際に乳がん患者が看護者を必要と感じるときはどのようなときかを知る必要があると考えた。それらが明らかになれば、患者のニーズにあった看護を提供できる資料が得られると考える。

研究課題の独創性と仮説の設定

1 独創性（オリジナリティ）の確認

独創性の確認の作業は、その分野の知識を得るためや研究の最先端を知るために労を惜しまずに徹底して行うことが重要です。

文献を読み、ヒントや参考事項を得て課題の焦点を絞っていきます。文献には枠組みや原理（ソーシャルサポート理論、ストレス・コーピング理論、適応理論など）が示されているものもあります。そこから調査内容、要素などのヒントを得ることができます。

以下に独創性の確認の要件を示します。

① そのことについての研究が行われていない。

② そのことについての研究が少ない。

③そのことについての見解が一定でない。

④そのことについての新しい研究方法を用いる。

⑤そのことについての新たな仮説を検証する。

⑥そのことについての研究対象が異なることを確認する。

2 独創性が確認できない場合の研究の修正

一般に独創性は二つに大別できます。「発想的独創性」と「社会的独創性」です。

発想的独創性は、他の研究者にはなかなか発想できないアイデアにもとづいた研究という意味です。社会的独創性は、科学研究やその応用に有意義な貢献をした研究という意味です。理論の場合であったら、それが現象の理解にどれだけ大きな役割を果たしたか、新現象の発見なら、それが理論的研究をどれだけ刺激したか、社会的にどれだけ役立ったかといった意味での独創性をいいます。ノーベル賞などの科学的研究の場合は社会的独創性、つまり社会的にどれだけインパクトの強い重要な貢献をしたかが重視されるようです。

独創性・新規性が確認できなかった場合、たとえばすでに先行研究がなされていた、あるいは倫理上の問題で研究遂行が困難といった問題に直面した場合は、次のような対処が可能です。

①独創性・新規性の要件を確認し、研究課題を変えないで新たな視点や側面、切り口を考える。

②独創性・新規性はないが、その分野のデータの蓄積に貢献する研究として位置づけ、先行研究との関連を明記する。

③別の課題に取り組む。

3 仮説の設定

仮説とは[3][26]、研究の結果に対する予測および変数間の関係を予測し説明するものです。「こうしたらこのようになる」「このような結果が得られる」といった形で表されます。

研究には仮説があるものばかりではありませんが、仮説が必要な場合には研究開始前に組み立てます。

仮説は気にとまったことを単に疑問形に表現すればよいというものではありません。仮説の導出にはすでに研究で明らかにされていることと、文献による根拠をふまえた予測や直感力や批判的分析力に支えられた研究者自身の経験が必要となります〔第3章④「序論の要件④ 仮説」（133ページ）を参照〕。

例 仮説の設定

食事摂取時にほめられている幼児は、そうでない幼児より食事摂取量が多い。

ワークシート記入例

看護研究ワークシート 2

氏名　西○美○子

6 研究の意義・研究の可能性（看護にとってどのように役立つか、どんな点で貢献できるか、実践的・理論的な研究の意義を述べる。自分の興味・関心のみでなく、臨床現場にとって重要な問題か、同時にどのような研究方法が考えられるかを予測してみる）

マッサージにより浮腫が軽減できれば看護技術の一方法として活用できる。

アロマテラピーにより、心理的にもリラックスできれば産褥期の疲労を軽減でき、褥婦さんに安楽を提供できる。それが産後の回復を助けることにつながる。

7 ❺で選んだ研究疑問（研究課題）に関連することを詳細に書き出し、それら相互の関連を検討する（参考書、文献などで確認する）。→研究したいことの全体像を把握し、取り上げる研究の範囲やコントロールの必要性などがみえる。

褥婦の年齢、分娩回数、既往歴　　　　　　家族構成、相談・支援してくれる人
分娩経過
妊娠中の健康状態。妊娠合併症の有無と程度

現在の健康状態（バイタルサイン、自覚症状）
一日のリズム、授乳時間、授乳時の体位（その他の時間も含む）
水分出納

下肢浮腫の有無と程度　　　　　　　　足浴の湯温
下肢浮腫に対する対処方法　　　　　　オイルの種類
看護師の下肢浮腫への対応　　　　　　マッサージの方法

8 用語の定義（必須）　仮説（必要時）

＜褥婦＞
分娩後およそ 6〜8 週間を産褥期というが、今回の研究における褥婦とは産後 1 週間以内の者をいう。

＜アロママッサージ＞
アロマオイルを入れた足浴をし、湯の中でマッサージを行うことをいい、方法は軽擦法とする。

(H.A. format : 2)

ワークシート記入例

看護研究ワークシート 3

氏名　西〇美〇子

9 研究の背景と研究の必要性（あなたが研究しようと思ったことはこれまでに、何がどこまで明らかにされているか、文献を検索し、よく読み、整理する→検索した論文の要点を把握し検討してから記入）

9−1　文献検索範囲（索引誌、年）および検索方法・検索結果

＜医学中央雑誌（1993〜2010年）＞
　キーワード「浮腫」で検索すると6625件。次にキーワード「産褥」を追加し、絞り込んだら7件あった。さらに「アロマテラピー」を追加したら4件だった。キーワード「アロマテラピー」で検索すると147件。さらに「産褥期」を追加し、絞り込みをした結果、10件得られた。

＜CiNii（1993〜2010年）＞
　キーワード「アロマテラピー」「産褥」で検索したら13件。『医中誌』の重なりを除くと、新しい論文が2件得られ、計12件を検討対象とした。

9−2　研究の背景（何がどこまで明らかになっているか）

　産褥期の下肢浮腫が注目されだしたのは5年前くらいであり、アロマテラピーも数年前から注目されている程度である。ゆえに産褥期の下肢浮腫に対するアロママッサージによる効果の研究は多くはなかった（文献1〜3）。
　しかし、報告において産褥期のマッサージは下肢浮腫のみでなくリラックスにも効果があることが明らかになっている（文献2〜3）。類似研究としてアロマを利用した香浴（足浴）があげられるが、個人差があり、確実に効果があるか、まだ断定できない。
　産褥3日目に下肢浮腫が生じやすく、疲労が蓄積するのは夕方が多い（文献4）。
　ラベンダーの香浴はストレス解消、リラクセーションに効果がある（文献4〜6）。
　産後のうつ傾向に対する調査があった（産褥ブルーズ症候群）（文献7〜8）。
　足つぼの効果に関する報告もある（文献9〜10）。
　足底への温熱刺激によってα波が急上昇したり、迷走神経が高まるなどのリラックス効果の生まれることが脳波と心電図の測定で確認されている（文献11）。

9−3　研究疑問の深化と研究の必要性・意義（文献検討により、問題点やまだ研究されてないことを探し出し、そのことが看護にとってどのような重要性をもつかを述べる）

a）これまでに明らかになっていることや、知識を得て当初の研究課題（研究疑問）をさらに深め、追及し、研究疑問を練り直す。b）文献検討の結果から自分が行おうとしている研究がなぜ研究する必要があるか、独創性のある研究課題（テーマ）を決めるに至った考えを以下に述べる。

＜研究疑問の深化＞
　このテーマに関するこれまでの研究が少ないので、まず下肢浮腫という問題の解決方法としてのケア効果を調査したい。詳細に文献検索をした結果、新たに足つぼマッサージの効果（黒柳：2001）についての調査結果を見つけた。マッサージも効果的な方法を取り入れることが必要であるし、ケア効果を何で見るのかを決めることが重要だ。
→文献からの知見と生理学の知識を参考に、アロママッサージのリラクセーション効果と身体的な苦痛緩和に効果があるかを調査することにした。最初の研究疑問を以下のように修正した。
「褥婦へのアロママッサージは下肢浮腫、身体的苦痛と気分とどのように有効か」

＜研究の必要性・意義＞
　褥婦を対象としたアロマを取り入れた研究はまだなかった。産後には、下肢浮腫のみでなく、感染などの合併症や一過性の抑うつ状態や不安・不眠に陥る場合もある。また、授乳などでゆっくり休めない生活を送る不安定な時期において、今回の調査で効果が確認できれば褥婦さんの浮腫が軽減でき、安楽や気分の高揚、さらにリラクセーションを促すケアを提供できることになる。看護にとって意義あることである。

(H.A. format : 3)

ワークシート記入例

看護研究ワークシート **2**

氏名　木○多○子

6 研究の意義・研究の可能性（看護にとってどのように役立つか、どんな点で貢献できるか、実践的・理論的な研究の意義を述べる。自分の興味・関心のみでなく、臨床現場にとって重要な問題か、同時にどのような研究方法が考えられるかを予測してみる）

育児ストレスにはどのようなことが関連しているかがわかれば、それらのコントロールや制御が可能になる。また、子育て中の母親の心情を理解するうえで、有益な資料が得られ、母親とのかかわりと援助に必要なよい関係形成に役立つと考える。

育児ストレスに対する母親の対処（コーピング）を知ることで、母親のコーピングの傾向を知ることができ、効果的ではないコーピングに対して、具体的な指導をすることができる。

7 **5**で選んだ研究疑問（研究課題）に関連することを詳細に書き出し、それら相互の関連を検討する（参考書、文献などで確認する）。→研究したいことの全体像を把握し、取り上げる研究の範囲やコントロールの必要性などがみえる。

母親の年齢、育児経験、健康状態、学歴、職業の有無、趣味、一日の過ごし方、性格
子どもの年齢、性別、出生順位（第1子か第2子以降か）、健康状態、同胞の有無・年齢
家族構成、家族の協力状況（夫など）、住居の状況
育児においてつらいこと、たいへんなこと、不安なこと、腹がたつこと、相談相手の有無
父親の年齢、教育背景、職業、育児への参加度
3歳児検診、子育て相談などへの参加状況
子育て以外の家庭問題の有無

8 用語の定義（必須）　仮説（必要時）

＜ストレスとは＞
ラザラスの定義にもとづき、ストレスとは人間と環境の関係をいい、その人に負担をかけたり、幸福を脅かしたりすると評価されるものをいう。

＜育児ストレス＞
育児に関連するストレッサーに対して、母親が認知するストレス反応をいう。本研究では母親が育児に対して感じる、つらい、たいへん、不安といった思いをいう。

＜コーピング＞
その人のもつ資源に重い負担をかけるものとして評価された特定の内的・外的要求を処理するために、絶え間なく変化する認知的・行動的努力をいう。本研究では母親が感じた育児ストレスに対して行う対処行動や努力をいう。

(H.A. format : 2)

ワークシート記入例

看護研究ワークシート 3

氏名　木○多○子

9 研究の背景と研究の必要性（あなたが研究しようと思ったことはこれまでに、何がどこまで明らかにされているか、文献を検索し、よく読み、整理する→検索した論文の要点を把握し検討してから記入）

9−1 文献検索範囲（索引誌、年）および検索方法・検索結果

　＜医学中央雑誌（Web版）（1994〜2005年）＞
　キーワード「育児ストレス」で検索した結果21件ヒットした（原著論文のみとした）。

　＜CiNii（1994〜2005年）＞
　キーワード「育児ストレス」で検索した結果11件。『医中誌』の21件との重なりを除き、22件を検討する。

9−2 研究の背景（何がどこまで明らかになっているか）

　母親が感じる育児ストレスへつながるマイナス要因としては、育児中の母親の孤立、父親（家族）のサポート不足、育児知識不足、自分の育児方法が正しいかどうかという不安などが報告されていた（文献1〜3）。
　育児ストレス高群では、感情や行為を抑制するコーピング、怒りをぶつけるコーピング、嗜好品で気をまぎらわせるコーピングを多く用い、ストレス低群では他者のサポートを得るコーピングや物事の肯定的な面をみるコーピングが多かった（文献6〜8）。
　慢性疾患の子どもをもつ母親の育児ストレスの報告もあった（文献2、5）。
　3歳児をもつ母親の育児ストレスと夫のサポートの関連について分析した報告では、自分の時間がないことや、孤独な子育てによるストレスとは関連していたが、言うことを聞かなかったり、よく泣くなどの子どもの行動から生じるストレスとの関連はなかった。ストレス軽減のためには、両親で育児をしていると認識できるよう育児に対する責任意識や役割について考えられるような働きかけが必要である（文献4、9）。
　同じような出来事をストレッサーとして認識していても、自分でコントロールできそうかどうか、どのような対処方法が可能かを判断する過程である二次的評価と対処行動は異なっていた。（文献10〜13）

9−3 研究疑問の深化と研究の必要性・意義（文献検討により、問題点やまだ研究されてないことを探し出し、そのことが看護にとってどのような重要性をもつかを述べる）

a）これまでに明らかになっていることや、知識を得て当初の研究課題（研究疑問）をさらに深め、追及し、研究疑問を練り直す。b）文献検討の結果から自分が行おうとしている研究がなぜ研究する必要があるか、独創性のある研究課題（テーマ）を決めるに至った考えを以下に述べる。

　＜研究疑問の深化＞
　これまでに、慢性疾患などの健康問題をもつ子どもの母親に関する育児ストレスとコーピングの研究は行われている。また、1歳6か月児と3歳児をもつ母親に焦点をあてた研究が多い。文献から得た情報のなかで「女児の母親の育児ストレスが高い」とあったがほんとうだろうか。子どもの性差によるストレスが異なるとは思いつかなかった。一般的には女児は男児よりも手がかからず育てやすいといわれている。しかし、子どもの性に焦点をあてた研究は少なかった。　→そこで当初の研究疑問を以下のように修正した。
「子どもの性差により、母親の育児ストレス・コーピングに差があるか」

　＜研究の必要性・意義＞
　子どもの性差による母親の育児ストレスの違いに関する研究は見当たらなかった。このことが明らかになれば、母親の育児ストレスの程度を予測でき、母親の理解や支援に役立つ資料になると考える。

（H.A. format : 3）

4 研究の枠組みを設定する

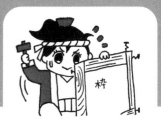

この項で学ぶ研究枠組みの設定は**看護研究ワークシート4の❿〜⓬、看護研究ワークシート5の⓭〜⓯**に記入しながら検討してみましょう。

概念枠組み

1 概念枠組みの考え方

研究の枠組み（概念枠組み）とは、研究の考え方の枠組みのことで、解決したい疑問や問題がどのようになっているのか予想し、概念間の関係や関連を図として描き、構造化したものです。また、概念枠組みは複雑な現象をどのような視点（理論的枠組み）でみるのかどれくらいの範囲でみるのかを示すものです。そして、現象を説明する概念をどのように定義づけ、概念間の関係をどのように仮定するかをも示すものであるともいえます。

<u>枠組みを作成するということ</u>は研究する課題の範囲を特定の側面に限定するということで、他の側面は扱わなくても、研究課題の追究が重大に損なわれることはないことを意味します。研究というのはこの「考え方の枠組み」にそって計画され、研究が行われ、結果が解釈されます。したがって、作成した枠組みがどうして研究課題を追究することが可能であるかを説明しておく必要があります。

研究の概念枠組みを作成するには研究課題に対する本質的な理解（この課題の本質はどのようなことか）と、これまでの問い（疑問）を実証可能な問いにするために、文献検討、有識者とのディスカッションなどにより、**現象を説明するのに適した理論的枠組みを探す**作業が必要です。

理論的枠組みとは現象を支える理論的基盤であり、対象とする現象の見方のことです。このように考えると、概念枠組みを作成する能力は「自分の研究課題の本質をどの程度とらえているか、自分が理解しているあるいは知っている理論や概念がどの程度あるか」にかかってきます。「研究課題の本質的な理解をする」ことは、対象となる現象の定義や要素、構造などの学習を広範囲（心理学、社会学、文化人類学などの分野）にわたり行うことで可能になります。

概念枠組みの考え方[26]には以下の3種類があります。

①理論や概念から研究を導きだす方法。すでにある理論にもとづいて自分の研究課題を導く場合です。「喪失と悲嘆」理論、コーピング理論などです。

②自分が問うた問題を、ある理論のなかに位置づけて考える方法。

③既存の理論とは関係なく、そこにある現象そのものから法則性をとらえようとする方法。
現象から理論へ向かう帰納法と呼ばれます。

2 概念枠組みの表し方

概念枠組みは、同意語として「図式モデル」といった表現で示されることもあります。

図は現象を図解的に表現したものとなります。概念およびそれらの間のつながりを囲み、矢印、その他の符号を使って表されます。

図5は「看護大学生の学習自己管理能力育成支援のモデル」の概念枠組みです。

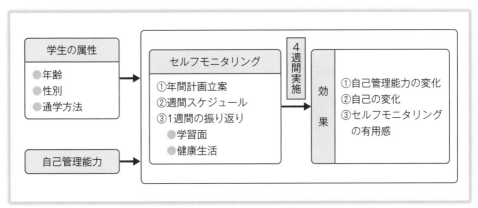

図5　概念枠組みの図式モデルの一例
看護大学生の学習自己管理能力育成支援のモデル

研究内容の決定

研究方法の可能性を吟味しながら、研究範囲、研究内容を決定します。対象が得られるか、研究期間、メンバーの力量、予算なども念頭において決定します。

研究内容は研究課題に応じて何と何を調査するのか決めるわけですが、その際には変数の種類と性質について理解し、自分の研究における独立変数と従属変数を見極める必要があります。

1 変数とは

研究でいう変数[27]とは、研究で明らかにしようとするもので、属性や質（性質・特性）をもち、変化するものをいいます。たとえば、年齢、性別、不安なども変数となります。

2 変数の種類[3]

変数は変数間の関係や性質、変数の変動の性質によって分類されています。従属変数、独立変数という分類は変数間の関係からみた分類です。量的変数、質的変数という分類は、変数の変動の性質によって分類された分け方です。

Ⓐ 従属変数

研究の主となる現象を示す変数をいい、他の変数から受ける影響や結果を示す変数です。基準変数、目的変数、応答変数と呼ばれることもあります。

B 独立変数

従属変数に影響する、または従属変数の原因と推定される変数のことをいいます。実験研究では研究者によって操作されるものです。説明変数、要因と呼ばれることもあります。

C 量的変数

数字の連続によって性質が表現できるもので、身長、体重、年齢などがあります。

D 質的変数

調査しようとするものが、数字で表すことができない質を表すものをいいます。たとえば、男、女、明るい、暗い、やさしさ、不安などです。

例 独立変数と従属変数

●喫煙（独立変数）が肺がんの発生（従属変数）に関係があるかを調査する。
●看護師の高齢者に対する認識（独立変数）が仕事の達成度（従属変数）にどの程度影響するかを調査する。

研究目的（研究テーマ）の設定

研究内容が決まったら、**研究目的を具体的に設定します。**この場合の目的とは、一研究の目的です。先に明示した、研究のめざす大きな目的を達成するための目標にあたります。

研究課題の明確化は、一研究の研究目的を設定したのでここで終了したことになります。次は研究方法を検討し、調査内容、分析方法などを明確にしていく作業を進めていきます。

ワークシート記入例

看護研究ワークシート 4

氏名　西○美○子

⑩ この研究で適用可能な概念・理論・原理、あるいは解決策を示唆する理論は何かを検討し、決定する（研究論文や参考書などで探す）。その検討内容、決定事項を理由と合わせて以下に述べる。

芳香療法に関する原理や理論が適用可能であると考える。

看護領域以外で有用性が報告されているので、香りが自律神経系に及ぼす影響などを知る必要がある。

使用する精油の薬理作用も関係する。

足浴に関係する原理
温熱刺激（温湯）とマッサージが生体に及ぼす影響として、副交感神経、循環器への影響やアロママッサージによる刺激が皮膚の感覚受容器から脳に伝わり快適あるいは不快と感じることなどが考えられる。効果を検証する生理学的な指標を文献により探すことが必要。

⑪ 研究の枠組み・概念枠組み（研究課題をどのような視点でとらえるかを示す。研究の構造を図で表し、関連を矢印で示す）

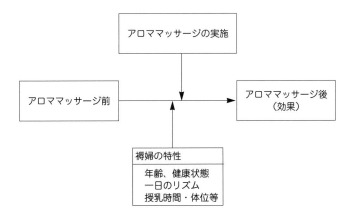

⑫ 図の説明（⑪の図に示した研究の考え方を説明する。なぜこの理論・概念を用いたか、研究課題とそれらの関係をそのように考えたか、研究目的との関連で説明する）

図はアロママッサージの実施前と実施後のケア効果指標（下肢浮腫、気分、身体的苦痛など）の差をみれば効果が明らかになるということを示している。

アロマオイルの種類、マッサージ時間等を設定し実験することになる。

(H.A. format : 4)

ワークシート記入例

看護研究ワークシート 5

氏名　西○美○子

---

⑬ 研究テーマ・研究目的

＜研究テーマ＞

産褥期の下肢浮腫に対するアロママッサージの効果

＜研究目的＞

産褥期にある褥婦の下肢浮腫にアロママッサージを実施し、その効果を明らかにする。

---

⑭ 研究内容（研究の枠組み、用語の定義にもとづいて調査内容・調査項目を決定する）

1）対象者の属性：年齢、家族構成、既往症、相談・支援してくれる人
2）分娩に関する情報：分娩回数、分娩経過と子宮復古状態、妊娠合併症の有無
3）下肢浮腫の有無と程度（経過）、下肢浮腫への対応（看護師、本人）
4）褥婦の状態：バイタルサイン、自覚症状、睡眠状態、気分・心理状態、一日の行動、水分出納など
5）授乳時間、授乳時の体位など

---

⑮ 研究を進めるにあたって必要な知識の確認や学習が必要な事柄（とくに研究課題のキーワードについて、定義、一般的な知識、統計的数値、歴史など幅広く深く列挙する）

1）下肢浮腫のメカニズム（褥婦の場合）
2）リラクセーションの種類
3）アロママッサージに使うアロマオイルの種類と効用、禁忌

(H.A. format : 5)

84

ワークシート記入例

看護研究ワークシート 4

氏名　木○多○子

⑩ この研究で適用可能な概念・理論・原理、あるいは解決策を示唆する理論は何かを検討し、決定する（研究論文や参考書などで探す）。その検討内容、決定事項を理由と合わせて以下に述べる。

ラザラスのストレス認知理論の適用を考えている。

＜理由＞
　今回研究しようと考えていることは母親の育児ストレスに関することである。母親がどのような育児ストレスをどの程度もっているかは心理的ストレスを評価することである。ストレス研究においてセリエの定義では「外部刺激に対応して生じる生体内のひずみ状態で、特異的に示される適応性反応」といった有害刺激に対する一連の生理的反応をストレスととらえている。しかし、人間がある出来事に遭遇してもそれをストレスであると感じる人とそうでない人がいるといった事実から考えて、個人がその出来事をどのように認知するかが関与すると考える。
　ラザラスはストレッサーに対する個人の評価とコーピングが適応的な結果としてのストレス反応（健康）に影響するとし、ストレスとコーピングの定義をしている。このような考え方を本研究の対象者にあてはめ、育児場面で起こるさまざまな出来事をストレスという概念で取り組んだ。
　今回の研究では子どもの性差による母親の育児ストレスとその対処（コーピング）について調査するので、個人の評定過程を想定しているラザラスの心理学的ストレスモデルが適用できると考えた。

⑪ 研究の枠組み・概念枠組み（研究課題をどのような視点でとらえるかを示す。研究の構造を図で表し、関連を矢印で示す）

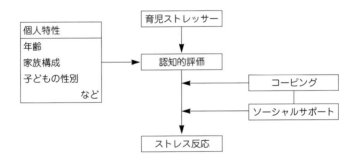

⑫ 図の説明（⑪の図に示した研究の考え方を説明する。なぜこの理論・概念を用いたか、研究課題とそれらの関係をそのように考えたか、研究目的との関連で説明する）

　図はラザラスのストレス認知理論による「心理的ストレス理論の概念モデル」を参考に作成した本研究の枠組みである。母親の育児ストレッサーに対するストレス反応（適応）は母親個人のストレス認知とコーピングに影響を受けるということを示し、個人の特性との関連があることを表している。
　育児中の母親がさまざまな育児ストレッサーに出会い、その刺激自体を不快や負担と感じたり、自分の対処能力を超えるものと思ったり、あるいはその対処を手助けしてくれる人がいるから安心と思うか、これらをどうとらえ、どのようなコーピングをとるかによって母親のストレス状態が異なってくると思われる。

(H.A. format : 4)

看護研究ワークシート 5

氏名　木〇多〇子

---

13 研究テーマ・研究目的

<研究テーマ>

子どもの性別が母親の育児ストレス、ストレス・コーピングに及ぼす影響

<研究目的>

子どもの性差における母親の育児ストレスとコーピングの影響を明らかにする。

---

14 研究内容（研究の枠組み、用語の定義にもとづいて調査内容・調査項目を決定する）

1) 育児ストレス：先行研究の日本版 PSI（Parenting Stress Index）を使用する予定。
2) ストレス・コーピング：ラザラスのコーピング尺度を基盤にした既存の尺度を探す。
3) 対象者の特性：年齢、子どもの数・性別、家族構成、相談する人・支援者の有無、健康状態、日常生活の状況（一日の過ごし方）など。

---

15 研究を進めるにあたって必要な知識の確認や学習が必要な事柄（とくに研究課題のキーワードについて、定義、一般的な知識、統計的数値、歴史など幅広く深く列挙する）

1) 育児ストレス測定尺度 PSI
2) ストレス・コーピング尺度の種類と特徴
3) 育児困難な状況

(H.A. format : 5)

5 研究方法を決定する

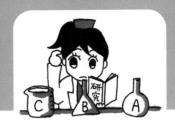

　研究の枠組みを設定し、研究目的が決定したので、次は研究方法を検討し決定します。研究方法は**看護研究ワークシート6**の❶〜❸と**看護研究ワークシート7**の❹、❺に記入しながら検討してみましょう。

　研究方法は、個々の研究課題に応じて決まってくるものです。自分の研究課題を明らかにするにはどのような条件の対象者で、どのような研究方法が適しているかを、さまざまな研究方法の特徴や長所・短所を把握したうえで選択・決定することが必要です。

　どのような研究方法を用いるかは、結果の信頼度に影響する重要な部分であり、研究方法には①科学性、②信頼性、③再現性（追試できること）が要求されます。研究の対象、研究時期、データ解析方法などについての選定基準や条件、根拠などを明らかにして適切な方法を決定することが重要となります。

　看護研究は人間が研究対象になる場合が多いので、その特性については研究結果に影響を及ぼす因子を記述しておく必要があります。

　研究方法として決定する事項を**表13**にあげてみました。

表13　研究方法で決定する事項

①研究デザイン
②研究対象
③研究期間・場所
④データ収集方法と手順
⑤調査内容・測定用具
⑥実験方法（実験研究の場合）
⑦データ分析方法

研究デザイン

　研究デザインとは[27)]、研究を考えるうえでの研究全体の青写真・枠組みのことをいいます。研究の問いに対する答えを得るために立てられた調査の計画であり、構造のことです。

　研究デザインの分類方法はいろいろあり、各種の呼び方で表されています。おもな分類と特徴は第1章②「看護研究の種類　方法の特徴」（13ページ）を参照してください。

　研究の分類は、研究者がどこに主眼をおくかによって、1つの研究が2つ以上の分類を含んだものに表現されることがあります。

例 半構成的面接法による研究デザイン

●研究デザイン：半構成的面接法による縦断的研究の例
●テーマ「高齢者の術前・術後におけるストレス・コーピング」

　この研究では高齢者の術前・術後におけるストレス・コーピングについて、手術を境に術前に2回、術後に1回、データの収集を計画している。

　手順は、あらかじめ作成した面接項目にそって聞き取りをし、そのことに関する患者の気持ちや行動を自由に語ってもらうこと（半構成的面接）でデータを収集する。対照群である壮年期の患者からも同様にデータを収集し、経時的な変化や内容などを比較することで高齢者のコーピングの特徴を明らかにする調査である。

研究対象・期間・場所の決定

1 研究対象の決定

　研究対象をどのように決定するかは、研究目的とデータの特性にかなった対象を選択することが重要です（対象の条件）。

例 研究対象の決定

●足浴の効果として、睡眠への影響を調査する場合

　不眠患者を2つのグループに分けて、足浴を実施するグループとしないグループとを設定する必要がある。この場合、睡眠薬が投与されていない不眠患者を選び、さらに年齢の差があまりない集団を選ぶ必要がある。

●看護学生の「臨床実習」のストレスが食事摂取にどのような関係があるかを調査する場合

　看護学生であればよいというわけではなく、毎日の食習慣が規則的な人を対象に選ぶ必要がある。

Ａ 母集団

　母集団とは研究の対象となるすべての人をいいます。しかし、日本中の看護師を対象とした研究をしようと考えても無理であり、実際的ではありません。つまり、母集団全体の調査は不可能だということになります。したがって、母集団を反映する研究対象を選ぶことが必要になります。これを標本（sample）といいます。母集団全部を調査することを全数調査といいます。

B 標本（sample）

標本とは母集団を代表する集団をいい、調査対象の母集団から抽出された一部の観測例のことをさします。

標本抽出法としてはいくつかの方法がありますが、単純無作為抽出法がもっとも母集団を反映する抽出方法です。ただし、煩雑であることと看護研究では研究対象を得ることが困難な場合が多いので、一般には有意抽出法、便宜的標本（非無作為抽出法）を用いることが多くなります。この場合、母集団を代表しているかどうかが検討課題になります。

例 母集団と標本

①ある病院に通う患者さんすべて（母集団）。
②①の患者さんのうち、女性50人、男性50人（標本）。

C 看護研究でよく用いられる有意抽出法

母集団を代表すると思われる標本を研究者自身が選ぶ方法で、対象の均質性など専門的にみて妥当な抽出方法を用います。

研究対象者の設定の理由も明らかにしておく必要があります。標本の代表性が問題になる抽出方法を選択した場合は、研究の限界あるいは問題点として示しておきます。

例 有意抽出法

●ある病院の外来に訪れるすべての人、A老人保健施設の入居者、B病院の入院患者のうちの心筋梗塞患者のみを対象として選択する方法など。

D 標本数

標本数は母集団推定の精度を高めるための誤差をどの程度に収めるかに関係します。

実際には標本数は、集計・分析方法や調査実施時の制約条件などを考慮したうえで、「精度」「分析目的」「制約条件」の点から総合的に判断します。重要なのは集計・分析ができるように考慮することです。

長期間にわたる研究（調査回数が多い）では対象者の拒否や転居・死亡といった研究期間中のドロップアウト（中絶）が起こる可能性があります。縦断的な研究ではこれらを予測した標本数を設定する必要が生じます。

2 研究期間・場所の決定

研究期間とは通常データ収集期間をさし、研究目的、研究期限、必要な対象数が得られるかなどを考慮して決定します。

データ収集の場が複数にわたる場合は、研究の場の違いが結果に影響を及ぼす可能性があるので、対象の均質性などに留意して研究の場を選ぶ必要があります。

例 研究の場の違いが結果に影響を及ぼす

● 組織の特徴

単なる医療法人の一般病院とキリスト教など宗教法人が設置主体である病院で働く看護師とでは、接遇面での調査をする場合には結果に影響があると思われる。

● 看護レベルの違い

術前の不安調査をするのにA病院は手術室看護師による術前訪問がなされており、B病院では手術室看護師の訪問はしていないとすると、条件が異なりデータの正しい解析ができない。

データ収集方法・調査内容の決定

1 データ収集方法

ここでは研究目的を達成するには何を調べれば解明できるかを考え、もっとも適したデータ収集方法を選びます。それには得たいデータが何か、その性質を考慮し、より客観的、科学的な方法を検討することが重要です。

データ収集に用いる測定法が、より科学性・客観性をもつことがデータの信頼性を高めることにつながります。

2 調査内容

データとして何を調査したらよいかを明らかにするには、研究によって明らかにしたい事柄が観察・測定可能な形にあらかじめ定義づけられていることが必要です〔第2章③「研究課題の焦点を絞る　第2ステップ」（70～79ページ）を参照〕。

具体的には以下の方法を用いて調査内容を決定しましょう。

Ａ 調査内容の決定方法

①調査内容を検討する際にはまず、用語の定義（概念の定義）にもとづいて内容を決めます。

②先行研究を調べましょう。場合によっては自由記述方式の予備調査を実施し、調査内容（質問項目）を作成する際の参考にします。

③調査したい分野の専門家にアドバイスを受けましょう。

例 **明らかにしたい事柄を観察・測定**

● 闘病意欲の評価

　呼吸訓練の実施状況（自発性の有無、計画した回数達成の有無）、質問数

● 上肢機能回復状態

　上肢の屈曲・伸展角度、疼痛の有無、感覚障害、生活行動（食事、洗面など）

Ⓑ 調査内容の信頼性・妥当性

　質問紙の調査内容（質問項目）は自分の体験や考え，先行研究などを活用して抽出した
だけでは、研究目的・目標にそったものであるとは限りません．調査内容がほんとうにそ
のことを測定しているかどうか、どのくらい正確に測定しているかを示す信頼性や妥当性
（この質問項目がどの程度測定したいことを測定しているかということ）を確認する必要が
あります。

3 データ収集のおもな方法

　データ収集方法のおもなものを下記に示しました。一つあるいは複数の方法を組み合わ
せてデータを得る場合もあります。それぞれの研究におけるデータの質により、決定され
ます。各方法についての説明は第1章②「データ収集方法の違いによる分類」（13ページ）
を参照してください。

Ⓐ 質問紙調査法

1）集合調査

　調査対象を1か所に集めて調査用紙を配布し、その場で回収する方法をいいます。対象
者の疑問点にその場で答えることが可能です。

2）留め置き調査

　質問紙を配布し、ある一定期間後に再度訪問し回収する方法をいいます。

3）郵送調査

　質問紙の配布・回収を郵送で行う方法をいいます。回収率が低くなる可能性があります。
60％以上の回収率が望ましいと考えます。

Ⓑ 観察調査法

1）参加観察法

　ケアや行動などにともに参加しながらデータを得る方法をいいます。

2）構成的観察法

　あらかじめ決めた観察事項を観察してデータ収集する方法をいいます。

3）非構成的観察法

観察事項は決めずに、ありのままを観察してデータを得る方法をいいます。

ⓒ 面接調査法

調査者の主観が入らないように調査領域や水準を決め、手続きを標準化しておきます。面接者の態度もデータに影響があるので誰に対しても同じ態度で接することが重要です。

1）構成的面接法

2）半構成的面接法、非構成的面接法

3）その他

個人面接、集団面接、電話面接、自由面接。

4 インタビューガイドの作成

面接あるいはインタビューにおけるデータ収集においては、聞き取りや観察を一貫させるため、用語の定義（操作的定義）をもとにインタビューガイドを作成する必要があります。いわば定量調査における質問紙設計にあたるものです。しかし、できるだけ豊かなデータが得られるようにガイドで定めたとおりに質問するのではなく、話し手との自然な流れを乱さないように柔軟に順番を変えたり、使う言葉も柔軟に変えてもよいとされています〔第1章③「質的研究：インタビューガイド」（25ページ）を参照〕。

データの分析方法の決定

1 分析とは

ここでいう分析とは得られた資料について、その下位要素がどのようになっているか、また、要素間の関係がどのようになっているかを掘り下げ、明らかにすることをいいます。

例 データの分析方法

●例1：前述（88ページ）の「高齢者の術前・術後におけるストレス・コーピング」を調査した際の分析方法で用いた枠組み（分類）

→問題解決的コーピングを多くとった高齢者と感情的コーピングを多くとった高齢者とに類型化し、心理的ストレスの程度などを集計した。

●例2：データを量的な基準により類型化して集計・分析する場合

→身長160cm以上を高身長群、159〜150cmを中身長群、149cm以下を低身長群に区分し、全調査項目を集計分析し、比較検討をした。

●例3：自由記述を分析する場合

→自由記述は意味内容の類似性・関連性にもとづいて分類し、整理した。

調査して得られた粗データはそのままでは意味がありません。研究目的の解答を導き出すために得られたデータを、どのような枠組みを用いて集計・分類し、検討するかを示すことが必要です。

例にあげたように分析計画を立てることは、研究の結論を導き出すうえで重要な作業です。データの分布を調べ、必要時には区分したりデータの尺度構成を変えたりして、さまざまな調査項目間の関係を調べ、研究目的を明らかにしていきます。

2 分析計画を立てる

初心者は、得られたデータをどのように分析するか、具体的な分析計画とその手順を書き出して指導者からアドバイスを得ると二度手間にならずにすみます。

分析的検討をするには一般に2つの分析方法があります。

A 単純分析

1つの調査項目を集計し、分析する方法をいいます。

B 関連分析

まず単純分析をし、次に2種類以上の調査項目の関連を分析する方法をいいます。ある事項（変数）とある事項（変数）がどのような関係になっているかをクロス集計表などを使って見ます。クロス集計表とは取り上げる2つ以上の変数（カテゴリー）を縦・横に配置し、カテゴリーの組み合わせに対応する研究対象の度数を記入した表のことです。

一般に対象の属性（年齢、性別など）と調査項目との関連、調査項目間の関連の分析が行われます。

分析方法は研究課題や仮説、測定用具の種類と一致していることが重要となります。

3 使用する統計処理法

データ分析では変数の種類により、使用する統計が異なりますので注意が必要です〔第3章③「データの分析」（124ページ）を参照〕。

研究方法の確認

ここまで項目に従って、研究方法を決定してきました。自分の研究方法に対して、下記の問いをしてみましょう。

①何を（調査内容）どのような方法で（測定）調査するのか？

（質問紙調査法、観察調査法、実験研究、事例研究など）

②研究は認識調査か実態調査か、効果を測定するのか？

③細菌学的調査をするのか？（菌の検出）

④それは客観的で信頼性が高い方法か？

⑤どのような形でデータをとるのか、点数化するのか？

⑥特別な測定用具を用いるのか？

（既存の心理判定調査票、先人が開発した尺度、生理的機能測定器など、皮膚血量の測定など）

⑦ビデオ、写真などを用いて動作を調べて分析するのか？

⑧データは何人くらいとるのか？　研究期間との関係は？

⑨どのような手順で行うのか？

（誰が、いつ、どんな方法で、予備調査はいつ、何人に行うのか？）

⑩研究に使える費用はあるのか？

研究構想シートの紹介

　2章ではワークシートを使って、自分の考えを整理して研究テーマや研究方法などについて考えを煮詰めてきました。次に研究計画書を作成するわけですが、看護研究の熟練者はワークシートを使わなくても、どんな研究をどのように進めていくかの構想を自分なりにまとめています。そのようなときに使える「研究構想シート」（**図6**）を紹介します。

　このシートは島根県教育センター浜田教育センターが公開している「改めて研究と向き合う教員のためのウォーミングアップ・ブック」[40]のなかの「ウォーミングアップ9　研究の構想を立てる」を参考にして、看護研究用に改変したものです。

　くわしい研究計画書を書く前に、自分の考えを整理するのみでなく、自分以外の人たちからのアイデアや意見をもらいたいときにも使えます。このシートを埋められないときは、研究が漠然としている可能性があります。ワークシートを使って看護研究の研究テーマや研究方法についてまとめられるようになりましたら、こうした「研究構想シート」を自分なりに工夫して、看護研究の構想をまとめやすいようにアレンジして使ってみましょう。**図6-1〜3**に具体例を提示します。

研究構想シート

<研究テーマ>成人急性期患者への看護ケア時に潜むリスク予見演習の効果―術後1日目の寝衣交換場面―

●研究動機・問題意識

1. 臨地実習指導においてケア時の学生の注意力不足が多い。
2. 本研究内容は平成23年看護教育の内容に関する検討会報告書[1] で提示された卒業時到達目標の中の「身体に働きかける看護援助技術を理解し指導のもとに実施できる」に該当する。→しかし、術後患者の清拭援助には基本的な援助以外に感染予防、安全・事故防止、安楽、自立促進といった要素が要求される。その援助過程では様々なリスクが潜んでいるが、それらに関する学生の感じ方が希薄である。
3. 先行文献では臨地実習指導者が困難な事項として「学生のリスク感性が低い」ことが挙げられている[2]。
4. これまでの研究においては基礎的な看護技術に関する報告は散見されるが、技術の到達に関するものが多く、技術をリスクマネジメントの側面からとらえた研究は見当たらない。また、急性期患者における援助技術もわずかである。

●研究仮説

学内演習により、術後患者の看護ケア時のリスク予見内容と対応を検討することで、看護ケア時のリスク予見の必要性と安全へ認識を高めることができるであろう。

●研究手順

研究対象：本学科3年生90名

1. 看護実践におけるリスク管理に関する講義を履修する。
2. 事例を提示し、グループで以下の検討をし、所定の記録に記載する。
- 事例：患者Aさんの術後2日目の全身清拭をする際に準備～後片付けまでの援助過程において考えられるリスク（危険）を挙げて、対応を検討しなさい。
3. 演習後、グループ評価用紙を用いて、教員の解答にしたがって、グループ採点を行う。
4. 演習後に個人の学びを所定の用紙に記載し、提出を求める。

●研究成果の検証

1. 演習結果を記載したグループ記録用紙を整理し、リスク予見として挙げられた内容と否の内容をまとめ、検討する。
2. 演習後の学生個人の学びを記録用紙から抽出し、リスク予見に関する内容をまとめる。

●研究の目的

1. 術後患者の寝衣交換におけるリスク予見とリスク予見の必要性に関する認識を高めるための演習の効果を明らかにする。

主要参考文献	1) 厚生労働省：看護教育の内容と方法に関する検討会報告書. 平成23年〈https://www.mhlw.go.jp/stf/houdou/2r9852000001310cratt/2r9852000001314m.pdf〉（2020年2月10日閲覧） 2) 酒井禎子，中澤紀代子，石田和子他：看護学実習指導者が感じている指導上の困難と学習ニーズ，新潟県立看護大学紀要 .4, 12-16, 2015.

図6-1　研究構想シートの例①　　(H.A. format : 10)

研究構想シート

<研究テーマ> 在宅療養者への慢性期意識障害評価（GCS）の導入の試み ——訪問看護師による脳血管疾患患者2事例からの検討——

●研究動機・問題意識

1. 今日、日本では65歳以上の高齢者が増加している。2025年には人口の3分の1が65歳以上になると言われている（2025年問題）。
2. 国は高齢者が住み慣れた地域で自分らしい暮らしを人生の最期まで続けることができるように、地域の包括的な支援・サービス提供体制を推進している[1]。
3. それに伴い訪問看護の需要も増加してくることが予想される。しかしながら、訪問看護は病院と異なり、看護師一人で訪問し、医師や看護管理者のいない現場で限られた時間内に療養者の状態観察・判断し、対処する能力を求められる。在宅療養中に状態の急変や合併症を引き起こすこともある。特に脳血管疾患のように軽微で緩徐に進行するような神経脱落症状を見落とすことにより重篤な状態になる可能性がある。
4. 「なんとなくおかしい。いつもと違う」と感じてもすぐに適切な判断ができる人材がいるとは限らない。危険なサインを見逃さないためには共通の観察ツールを持つことが有用ではないか。
5. 今回は脳血管疾患患者によく用いられているGCSを訪問看護に取り入れる試みをすることで、在宅療養者の異常を早期に発見したい。
6. 先行研究では病院におけるGCSの活用に関する報告が多く、在宅看護領域での活用は見当たらない。訪問看護師が在宅療養者にCGSを用いた観察ができれば、異常の早期発見及び迅速な対応ができ、生命の安全につながる支援となる。

●研究仮説

1. 訪問看護師が共通の観察ツールとしてGCSを用いた観察をすれば、異常の早期発見ができ、迅速な対応が可能になるであろう。

●研究手順

1. 某訪問看護師を対象としたCGSの学習会を実施する（訪問看護師15名）
2. 調査期間にGCSを用いて現状評価と状態変化を認めた際に再評価を行うことを訪問看護師15名に依頼する。
3. 訪問看護師への質問紙調査：① 看護師の属性（年齢、看護師経験年数、訪問看護の経験年数）、② GCSを用いた結果と意見及び感想。
4. 再評価を実施した看護師への聞き取り調査を行う。GCS評価点、対応と支援内容。

●研究成果の検証

1. 再評価を実施した看護師のGCSを用いた現状調査と、再評価の比較検討をする。
2. 対象となった療養者の状況等から再評価後の対応と支援内容の効果を考察する。

●研究の目的

1. 在宅療養者へのGCSの導入を試みることにより、その有用性を検討する。

主要参考文献

1) 厚生労働省：厚生労働省における高齢者施策報告書. 2014 〈https://www.mhlw.go.jp/stf/〉（年5月20日閲覧）
2) 木下順弘, 田中太助, 石田健一郎, 小島将裕, 岩佐信孝他：重症頭部外傷における横静脈洞閉塞の検討：日本外傷学会雑誌, 33 (1), 1-4, 2019.

図6-2　研究構想シートの例②　(H.A. format : 10)

研究構想シート

<研究テーマ>看護学科初年次教育におけるコミュニケーション能力向上の可能性探索
―基礎ゼミⅠ前後のディスカッション能力の比較から―

●研究動機・問題意識	●研究仮説	●研究の目的
1. 今日は、チーム医療の時代であり、臨床現場での問題解決や、より質の高いケアを実施するには他者との意見交換、ディスカッションスキルが必要である。 2. このような能力を高めるには時間を有することから看護基礎教育においても学生の主体性を高め、ディスカッション能力を高めるための教育上の工夫が必要である。 3. 学生にはグループワークや意見交換が苦手な者が少なくない。また、自分の意見を否定されるのが怖くて意見が言えない等も耳にする。 ↓ 看護学科入学生の討論能力の現状はどのようなものであり、初年次教育による変化がみられるのであろうか？（Research & Question）	• 初年次教育におけるグループワークはディスカッション能力を高めるのに有効であろう。 • 自己教育力の高い学生はディスカッション能力も高いであろう。 **●研究手順** • 初回基礎ゼミⅠで、ディスカッション能力および自己教育力に関する質問紙調査を実施する。 • 基礎ゼミⅠの計画に沿って、教育プログラムを実施する。 • 基礎ゼミⅠの1単位時間および2単位時間終了後に初回と同様の質問紙調査を行う。（文献検索は実施中） **●研究成果の検証** • 安永[1]の「ディスカッションスキル尺度」西村の「自己教育力尺度」による質問紙調査を行う。 • 基礎ゼミ初回および1単位時間・2単位時間終了後に調査を行い、比較検討する。 • 自己教育力とディスカッション能力の関連を検討する。 ＊初年次教育が討論能力にどの程度効果があったかを何で測定するか？　→グループ討議の有用感か？　討論状況の観察も必要か？　要検討！	看護学科初年次教育がディスカッション能力におよぼす影響およびディスカッション能力と自己教育力との関連を明らかにする。
主要参考文献	1) 安永悟，江島かおる，藤川真子：ディスカッションスキル尺度の開発，久留米大学文学部紀要（人間科学編）12・13，45-75，1999b. 2) 西村千代子、奥野茂代他：看護婦の自己教育力、日本赤十字幹部看護婦研修所紀要第11号，9-39，1995. 3) 足立はるる，上田ゆみ子，伊藤千晴他：看護学概論におけるLTD学習法の導入―第1報 授業の概要とディスカッションスキルの変化―，中部大学紀要，2010.	

図6-3　研究構想シートの例③　　　　(H.A. format : 10)

ワークシート記入例

氏名　西○美○子

B 研究課題に適した研究方法を検討する。

① 自分の研究課題にとって適切な研究方法は量的研究か、質的研究か、実験研究かなどを吟味し、その理由を含めて述べる。

　　本研究課題ではアロママッサージの実験群と対照群を設定し、結果としての浮腫の軽減の程度は、体積で測定するので数字で表せる。リラクセーション効果について本人の気分調査をする。気分は個人の主観的データであり質的なデータである。しかし、気分の内容を設定し、それを評定尺度（4～1）で得点化しようと考えているので数字で表すことが可能である。ゆえに量的研究として行う。

　　客観的な指標として、先行研究では温熱刺激が脳波や心電図で証明されるとあったが、今回はそれらの知見をふまえて結果を解釈することにし、脳波・心電図による調査は実施しない（研究協力者が必要なため）。

② 研究課題を明らかにするために研究の場、対象の条件、データ収集方法をどのようにするか、理由を含めて述べる。

＜研究の場＞
研究対象は産褥期にある褥婦であるため病院か産院が考えられる。対象者の人数を考えると病院の産科病棟が適切である。

＜対象と対象の条件＞
対象の条件は心臓・腎臓疾患等の既往がなく、妊娠合併症のない人で、経腟分娩の正常な経過をとった人 30 名とする。これらの条件は研究対象の条件統一を図るためであり、下肢浮腫に関連する要件がない人に限定した。

＜足浴の実施時間＞
先行研究で、産褥 3 日目に浮腫が生じやすく疲労が蓄積されるのは夕方が多いことが報告されていたので足浴の時間を夕方に決定した。

＜アロマ効果（浮腫の軽減）＞
下肢の測定をメジャーで測定すると、毎日の浮腫の部位の差がある場合に正確な測定ができない可能性があるので、体積による測定にした。
気分・心理状態：横山の日本語版 POMS（気分調査票）を用いる。6 種類の気分測定ができ、信頼性・妥当性が検証されている。

③ データ収集方法の具体的な手順と調査期間、調査内容、分析方法を具体的に書く。

研究期間：2010 年 7 月～12 月

＜データ収集手順＞
データ収集方法は実験研究。褥婦に実験の目的や倫理的に配慮することを説明し、了解を得る。協力が得られた褥婦を 3 群に分ける。湯浴を施行した群を 10 名、香湯群 10 名、両方ともしない群 10 名とする。実施時期は産褥 1～5 日目。

＜実験方法＞
①足浴の実施方法：産褥 2～4 の 3 日間の午後 4 時～7 時の間に実施。下腿が 2/3 浸かる程度の湯を用意し、温度は 40 度 10 分間。香浴はラベンダーの香りがする市販の入浴剤 10g を混ぜる。
②下肢浮腫の軽減効果：産褥 1～5 日、右下肢の体積を毎日同じ時間に立位で測定する（午後 8 時～9 時）。体積の測定は 30cm の高さまでお湯をはったバケツの底に右足底が接するまで入れ、あふれたお湯の量を測定する。
③産褥 2～5 日までの自覚症状の調査：質問紙で自覚症状を 5 段階で評定してもらう。感想も記入してもらう。自覚症状として通常の産褥期によくみられる次の症状を設定した。全身がだるい、足がだるい、眠い、横になりたい、イライラする、肩がこる、疲れた感じ、身体が楽になったなど。
④気分・心理状態の調査：調査用紙を実験前後に配布し、その場で記入してもらい回収する。

＜分析方法＞
各群の経日的下肢体積を産褥 1 日目の体積を 0 として 5 日目までの変化を百分率で換算して増減をみる。気分調査票は得点を集計し、前後の差を比較する。

(H.A. format : 6)

ワークシート記入例

看護研究ワークシート 7

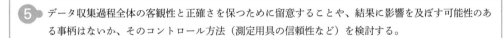

氏名　西○美○子

④ 研究の倫理的配慮

・研究の趣旨・目的、実験の安全性を説明し、協力を得る。
・得たデータの匿名性を保障し、個人のプライバシーを保持することを説明する。
・実験の途中で中断したくなった際はいつでも中断できることを説明する。
・調査への協力を辞退されても何らの不利益を被らないことを説明する。
（できれば研究承諾書にサインをしてもらう）
・データはカギのかかる書棚に保管し、研究終了後、シュレッダーにて破棄する。
・研究結果は学会などで公表するが、プライバシーは保護される。

⑤ データ収集過程全体の客観性と正確さを保つために留意することや、結果に影響を及ぼす可能性のある事柄はないか、そのコントロール方法（測定用具の信頼性など）を検討する。

足浴とマッサージ方法の基準を作成し、同じ方法で実施できるように留意する。
実験環境を同一にするために室温、足浴の場所を整える。

(H.A. format : 7)

ワークシートによる以上の検討結果を研究計画書にまとめる。

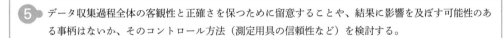

ワークシート記入例

氏名　木○多○子

B 研究課題に適した研究方法を検討する。

1 自分の研究課題にとって適切な研究方法は量的研究か、質的研究か、実験研究かなどを吟味し、その理由を含めて述べる。

　今回の研究で得たいデータは母親の育児場面で起こるストレッサーとその認知、コーピングである。この調査項目（データ）はすでに先行研究があるのでまったく新しく収集する必要はない。先行研究を参考に各種の育児ストレッサーをどの程度に感じているか、どのようなコーピングを多く用いているかを調査することになる。したがって、重みづけをした量的研究としての質問紙調査法を用いて研究目的を明らかにすることができると考える。

2 研究課題を明らかにするために研究の場、対象の条件、データ収集方法をどのようにするか、理由を含めて述べる。

＜研究の場＞
研究の場としては検診時や子育て相談教室が考えられるが、対象の条件をある程度一定に保ちたいこと、データを多く得たいために3歳児検診を実施する保健所で行う。
＜対象と対象の条件＞
3歳児の母親を対象とした。その理由は子どもは3歳になると特徴的な行動がみられるようになり、自我の発達もみられるからである。また、男女差も出てくる時期であると考えた。
＜育児ストレスの評価＞
日本版 Parenting Stress Index（PSI）を用いる。この尺度は、現在数か国で用いられ、日本でも奈良間らにより日本版 PSI がつくられ、信頼性と妥当性が検証されている。
＜コーピングの評価＞
改訂版 Ways of Coping Questionnaire を用いる予定。これは多くの研究で活用されている信頼性・妥当性が確認された尺度である。しかし、育児ストレス特有のコーピング尺度がないかを調べる必要がある。

3 データ収集方法の具体的な手順と調査期間、調査内容、分析方法を具体的に書く。

研究期間：2010年9月〜12月
＜研究対象＞
3歳児をもつ母親で検診に来た人。
男児をもつ母親30人、女児をもつ母親30人（対象が得られるか？）。
＜データ収集手順＞
データ収集方法は自記式質問紙調査法。3歳児検診に来た母親に口頭で調査目的、倫理的配慮事項を説明し、承諾が得られた母親に質問紙を手渡しする。
回収は検診後に行う。または後日郵送してもらう。
＜調査内容＞
①育児ストレス：日本版 Parenting Stress Index（PSI）
②コーピング尺度（検討中）
③対象の特性：年齢、性別、教育背景、家族構成など
④夫の特性など
＜分析方法＞
母親の個人特性の記述的統計。
育児ストレスの得点、コーピングを集計し、記述的統計、個人特性別にクロス集計をし、関連を検討する。
男児と女児に分けて育児ストレス、コーピングの集計・分析をする。
統計には SPSS11.0 を用いる。t検定、一元配置分散分析。

(H.A. format : 6)

ワークシート記入例

看護研究ワークシート 7

氏名　木〇多〇子

④ 研究の倫理的配慮

・研究の趣旨・目的を説明し、協力を得る。
・得たデータの匿名性を保障し、個人のプライバシーを保持することを約束する。
・結果は統計的に処理し、研究目的以外には使用しないことを説明する。
・調査への協力を辞退されても何らの不利益を被らないことを説明する。
（できれば研究承諾書にサインをしてもらう）

⑤ データ収集過程全体の客観性と正確さを保つために留意することや、結果に影響を及ぼす可能性のある事柄はないか、そのコントロール方法（測定用具の信頼性など）を検討する。

質問紙に記入してもらう場所や時間を確保する（保健師さんに相談。環境に留意する）。

よいデータを得るために子育て支援に役立てたいことを強調し、母親に協力してもらえるようにする。

(H.A. format : 7)

ワークシートによる以上の検討結果を研究計画書にまとめる。

6 研究計画書を書く

　研究計画書は研究者が研究をする前に書くもので、どのような目的で何をどのような方法で研究するかを表したものです。つまり、研究課題に対する問題提起、研究の構想、データ収集方法など、研究課題に関する実施手順を記載したものを研究計画書といいます。したがって、これまでに検討してきたことを計画書に整理してまとめていきます。巻末の研究計画書を切り離して記入してみましょう。

研究計画書の意義

　研究計画書は研究の道しるべであり、自分自身の考えをまとめるのに役立ちます。研究計画書が具体的に細部まで決定され、立案できれば研究の90％はできたといわれるほど重要な意義をもっています。

　研究計画書をまとめるポイントは、研究の全体像をわかりやすく、かつ研究課題について焦点を絞って詳細に論じていくことです。研究計画書の利点を以下にまとめます。

①研究を客観的に再吟味する機会になり、全体をとおして一貫性や論理性が展開できているかを検討できます。

②研究の枠組みについて第三者から評価やアドバイスを受けることができます。

研究計画書に必要な事項

　研究計画書に必要な項目は以下のとおりです。研究方法は追試が可能な程度に具体的に表します。

　研究計画書は、書く目的（たとえば、研究助成金の獲得）によって内容の詳細さや形式が異なりますが、いずれの場合にも下記の内容が含まれていればよいでしょう。

①研究テーマ、研究者名、所属

②研究の動機と問題提起（あるいは問題の表明）

③研究目的

④用語の定義

⑤研究の背景と研究の必要性（文献検討結果からこの研究の必要性を導く）

⑥研究方法

研究デザイン、研究対象、対象の条件、研究期間、データ収集方法（測定用具、手順）、調査内容、分析方法

⑦倫理的配慮

⑧研究経費

⑨研究日程（スケジュール）

　研究計画書の具体例を次ページに示します。計画書に記述する要素と文脈に注意して見てください。記入例から計画書のイメージをつかみ、論理的で明快なものを作成してください。研究計画書を書くことで、自分の研究内容についてプロセスを含めて再整理でき、ムダなく研究を進められます。

研究計画書の書き方の指針

　研究計画立案の段階で重要なことは、期待される結果がわかるように研究目標が明確にされていることです（研究目的に該当）。

　「研究計画書は読者にわかるように論理的に論旨を展開し、疑問から解答に至るまで、研究アイデアの一貫した展開を示すための小論である」といわれています[3]。ホーリー（Holly Skodol Wilson）らは次の4点を書き方の指針としてあげています[42]。

1 論文の読者に配慮して、門外漢にもわかるように書く

　専門外の読者にとって耳慣れない専門用語や略語をさけます。

2 計画書を美しく魅力的にまとめる

　誤字、脱字、スペルミス、文法の誤りのないように、わかりやすくするため綿密な注意を払います。提出先の指示（計画書の形式、提出部数、提出期限など）に従います。

3 綿密さと柔軟さのバランスをとる

　研究の批評家に研究の価値と研究能力をもっていることを確信させられるように、十分な綿密さと今後の改善に向けた提案を取り入れる柔軟さをもち、その間のバランスが保たれていることが必要です。

4 基金からの研究費の助成

　基金（公的・私的・施設内）から研究費の供給を受ける場合は、基金の性質をよく知っておきましょう。その機関の使命・目標と研究内容を一致させる必要があります。

研究計画書記入例 A　量的研究

研究計画書 1

氏名

研究テーマ

看護学生の臨地実習中におけるストレス対処行動
対処行動の様相と有効性に焦点をあてて

研究の動機と問題提起、研究の背景と研究の必要性

研究課題に関する現状

　　看護学校のカリキュラムのなかで重要な位置づけとなっているものに、臨地実習があげられる。しかし臨地実習は、病院という慣れない環境のなかで行われること、実習の課題や記録物、教員や指導者、グループメンバーとの人間関係など、さまざまなストレスが発生し、心身への負担となっている（正村：2003、浅見：2006）。つまり、ストレスが蓄積されることによる心身への負担や影響があることが明らかとされている（宗像：2000）。

研究課題に関する経験や実情

　　学生の経験によると1年間の臨地実習を振り返ってみると、今までに経験したことがないストレスを感じる場面を何度も経験し、そのたびに音楽を聴くなど自分なりの対処行動をとってきたという。このような行動は実習期間中だけではなく、実習の間隙である1～2週間の間にストレスを軽減させ、次の学習を準備することにつながり、その後の実習を有意義にしていくための一つの方策であると考える。

研究課題に関する先行研究と研究の必要性・オリジナリティの確認

　　看護学生の臨地実習におけるストレスに関する研究は前述のような内容が報告されており、ストレス対処行動ではストレス軽減のために何らかの行動をとっている者が多いが（水木：2007）、効果的な対処行動といわれる問題解決的対処行動がとれている者ばかりではない（浅見：2006）。また先行研究の多くは看護専門学校や看護系の短期大学の学生を対象としたものであった。

問題意識と研究疑問の表明

　　4年生大学の学生の場合、とくに付属の実習病院をもたない当学科の学生のストレス状況はどのようなものであり、どんな対処行動をとり、それが効果的だろうか。このような疑問を感ずるとともに、対処行動も以前とは異なる「Twitter」「Facebook」といったソーシャルネットワークサービスなどのITを利用した新しい対処行動も活用していることが推測される。

本来あるべき姿　研究の必要性と範囲

本研究が看護のどの分野のどの部分に貢献できるか（社会的貢献度）

　　臨地実習において学生が活気ある効果的な学びをするには、自分にとって有効なストレス対処行動を見いだす必要がある。それには、ストレス対策としての方法や対処行動に関する知識や情報を得る必要がある。そこで、本校学生の臨地実習終了者が臨地実習中にとったストレス対処行動とその有効性について調査することとした。これらが明らかになれば、臨地実習における心身の健康管理に関するセルフマネジメント教育において有用な資料になりうると考える。

用語の定義（研究で用いるキーワードの定義）

① 「ストレス」とは
　ここではLazarusらの心理学的ストレスの定義を用いた。ストレスとは、ある個人の資源に重荷を負わせる、ないしは資源を超えると評定された要求とし、学生個人がもつ資源に対し、臨地実習という環境からの要求が個人の資源を上回ることをいう。本研究では質問紙に回答されたストレス認知をいう。

② 「ストレス対処行動」とは
　特定の内的・外的要求を処理するために行う認知的努力をいう（Folksman & Lazarus：1980）。

(H.A. format : 12)

研究計画書記入例 A　量的研究

研究計画書 2

　　　　　　　　　　　　　　　　　　　　　　　　　　　　　　氏名

研究目的（今回の研究で何を明らかにするか、焦点を絞り、具体的に表現する）

　某看護大学生の臨地実習におけるストレス対処行動の様相ならびに学生が認知した対処行動の有効性を明らかにする。

研究方法〔研究デザイン、対象、対象の条件、研究期間、データ収集方法（測定用具、手順）、調査内容、分析方法〕

①研究デザイン
　自記式質問紙による調査

②研究対象
　本学科 4 年生 109 名。対象の条件は病院や施設での臨地実習がすべて終了した者。

③データ収集方法
　臨地実習がすべて終了した時期に集合調査を行う。講義室で質問紙を配布し、いっせいに調査する。
　当日、何らかの理由で質問紙を回収できない場合にはアンケート回収箱を事務に設置し、後日（1 週間以内）個人で提出してもらう。

> 倫理的な問題を内在している。
> 調査手順・内容・期間など具体性が必要。

④調査内容
　a）属性：年齢、性別、生活形態（一人暮らし、家族と同居）
　b）臨地実習中のストレス認知 5 要因 55 項目（正村、2003）から必要性が低い項目を除いた 36 項目
　c）臨地実習中のストレス対処行動（水木、2007）18 項目
　d）有効であった対処行動（自由記述）

⑤研究期間
　平成○○年○月○日～○月○日

> 分析方法に誤りがあると研究協力者の結果が公表できないために倫理的な問題となりえる。具体的な分析作業、統計手法まで明らかにする。

⑥分析方法
　対象集団の特徴を把握するために、属性及び調査項目すべてを記述統計する。ストレス認知項目は、「ストレスを頻回に（強く）感じた」4 点、「しばしば（まあまあ）感じた」3 点、「時々（少し）感じた」2 点、「まったく感じなかった」1 点、「出会わなかった」0 点とする 5 段階評価とする。
　集計結果をストレス高得点群、低得点群に分け、属性および対処行動との関連を検討する。さらに、ストレス認知 36 項目の 5 要因別の得点を集計し、それぞれの高得点群、低得点群のストレス対処行動、属性との関連を検討する。ストレス対処行動は、問題焦点型対処行動と情動焦点型対処行動に分類し、自由記述欄は類似した内容ごとに整理する。統計は SPSSVr.17 を用い、差の検定にはウイルコクソンの順位和法により、$p < 0.05$ を統計的に有意とする。

研究の倫理的配慮

　調査票を配布するにあたり、対象学生に、研究の目的、個人情報の保護、自由意思による参加、回答拒否による不利益は生じないこと、データは研究目的以外には使用しないこと、調査結果は研究終了後破棄されることを口頭で説明し、協力を得る。調査票の記入をもって研究参加に同意したものとする。

（H.A. format : 13）

研究計画書記入例 B　質的研究

氏名

研究テーマ

成人期の2型糖尿病患者が抱く食事の自己管理行動に関する認識と情動

研究の動機と問題提起、研究の背景と研究の必要性

研究課題に関する現状と問題

　　2型糖尿病は生活習慣と関係して発症しており、食事療法、運動療法、薬物療法を日常生活のなかに組み入れていくことが重要である。とくに食事療法はすべての糖尿病患者に必須であり、食事の自己管理なくしては糖尿病の悪化を防ぐことは不可能である（山東：1995）。しかし、実際に教育目的で入院した患者が退院後に自己管理を継続できず、状態が悪化する者が少なくない。

研究課題に関する先行研究と問題提起

　　自己管理に影響を及ぼす先行研究では性、年齢などの属性（木下：2002、中平：1996）、自己効力観（安酸ら：1998、木下：2002、中平：1996、水野ら：1994）、家族支援（中村：1995、佐藤：2004）と関連があることが報告されている。しかし、患者が自己管理できない背景には、患者側の要因だけでなく患者のレディネスと看護師が行う教育内容・方法にズレが生じている場合もあると思われる。

根拠文献を使った作業仮説

　　レディネスとは教育を受ける学習者の知的・情緒的な準備状態であり、教育は患者のレディネスに合っていることが必要である（中津川：2007）。今回、人間の認識と情動が行動に作用していることをふまえ（安達：2000）、自己管理行動に患者の経験から得た認識と情動がどのように関係しているかを明らかにすれば、成人期の糖尿病患者のレディネスに合った教育上の示唆を得ることができるのではないかと考えた。清水（2001）は自己管理に患者がどのような思いを抱いているかをとらえることで自己管理の手がかりが得られることを報告している。

用語の定義（研究で用いるキーワードの定義）

① 「自己管理行動」とは
　糖尿病の治療のために自己の意思で実践する行動のこと。本研究では糖尿病患者が食事療法を自分自身で日常生活に組み入れた行動とする。

② 「認識」とは
　食事の自己管理行動に対する患者の思考や知識をいう。

③ 「情動」とは
　食事の自己管理に関連して生じる感情、心の動きをいう。

(H.A. format : 12)

研究計画書記入例 B　質的研究

研究計画書 2

氏名

研究目的（今回の研究で何を明らかにするか、焦点を絞り、具体的に表現する）

　成人期の 2 型糖尿病患者における食事の自己管理行動に関する認識と情動を明らかにし、患者支援の示唆を得ることを目的とする。

研究方法〔研究デザイン、対象、対象の条件、研究期間、データ収集方法（測定用具、手順）、調査内容、分析方法〕

①対象

　内分泌・代謝内科病棟で、教育目的の入院経験をもつ成人期の 2 型糖尿病患者 15 名とする。

②調査期間

　平成○○年○月○日〜○月○日

③調査方法・内容

　半構成的面接法により、糖尿病と診断されてから現在までの期間で、糖尿病と食事療法について知ったこと、考えていること、理解していることなどの認識を語ってもらう。情動としては、食事療法をどのように感じているか、困難なこと、糖尿病から得たこと、家族・職場・医療者など周囲の人に対する思いを語ってもらう。

　また、どのようなことが行動に結びついていると思うかもたずねる。面接所要時間は 30 〜 60 分とする。本人の了解を得て、面接内容の録音をする。

④分析方法

　データは録音テープから逐語録を作成し、コード化・カテゴリー化する質的帰納的方法で分析する。逐語録から食事の自己管理行動への認識と情動を一つの意味ごとに抽出し、コード化する。コード化した内容を類似性・関連性・相違点にもとづいて検討し、抽象化してサブカテゴリー、カテゴリーに分類する。

　さらにそれぞれの認識と情動のサブカテゴリーが自己管理行動に結びついているか否かを検討する。新しいコアカテゴリーの出現が見られず、全要素が説明されたことで飽和に至ったことを確認する。

　分析内容の信頼性を確保するために、質的研究者のスーパーバイズを受け、意見が一致するまで検討を重ねる。

> 分析方法の客観性をどのように保持するか、具体的に示す。

研究の倫理的配慮

　研究対象者が属する施設に研究計画書を提出し、研究フィールドの評価を受ける。

　調査前には看護師長、主治医、患者に研究の趣旨、方法等を文書で説明し協力を得る。倫理的に考慮することとして、研究参加は自由意志によるもので、研究に不参加であっても不利益を被らないこと、研究の途中であっても参加の撤回は可能であること、研究の目的以外ではデータを使用しないこと、プライバシー保護として、データは匿名で扱い個人名が特定されることはないこと、データの管理は鍵のかかる書棚に保管し、研究終了後はデータを破棄すること、研究結果は学会などで公表するが、プライバシーは保護されることを文書とともに説明し、同意を得る。

(H.A. format : 13)

7 実験・調査の実施

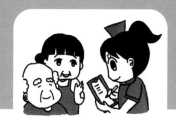

データの予備調査・予備実験をする

予備調査・予備実験とは本調査前に予備的に行う調査・実験で、これを行うことの目的は次のような点にあります。

①予想どおりの手順で不都合なく実施できるかどうかを確認します。

②データへの影響がないように、実施者が調査・実験に慣れるためです。

③調査内容の修正、増減などの必要性の有無を確認します。

④本調査の前に調査内容・実験の内容設計や質問紙を作成します。

例 予備調査

● 面接調査法を用いてデータを得る場合は、どのような内容をどのように話したら相手に伝わるか、あるいは答えやすい問いかけ方かなどを実際に実施して、あらかじめ面接の練習をしておく。よいデータを得るための努力が必要である。

● 質問紙を用いてデータを得る場合は、あらかじめ作成した質問紙で20～50人程度の人に答えてもらい（プレテスト）、回答しにくい質問項目などの発見に努める。

本調査・本実験の実施（データ収集）

研究はかならずしも計画どおり実施できるとは限りません。途中で予期せぬ事態や対象者の反応が出現することもありますので、そのつど十分検討し、柔軟に対応することが必要です。

第**3**章

研究のまとめ方

この章のねらい

　研究のプロセスにおける最終段階は研究成果の発表です。これは学会での口頭発表、研究論文といった形式で発表されるものです。研究はどんなささやかな研究でも公に発表されることで価値を得られるものであり、発表されなければ研究をしなかったことと等しいといえます。また、研究をするには多くの方々の協力を得ることが必要となってきます。したがって、結果を公表することは研究する人の当然の義務ともいえます。

　この章では調査研究について、結果を論文として発表する場合のデータの整理と分析、論文のまとめ方について示します。

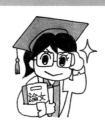

1 研究を論文にまとめる意味

研究のプロセスと論文作成

　看護における研究は、看護学あるいは看護実践に貢献できる知見を得るために行います。研究結果を論文としてまとめ、発表することは研究のプロセス（**表14**）では最終段階になります。

　論文を仕上げることは相当なエネルギーが必要になりますが、最後までやり通すことで、自己の発展につながり、論理性や科学性に富む文章表現ができるようになります。

表14　研究のプロセス（過程）

①問題提起、研究テーマ設定（文献検索を含む）
②研究の枠組み作成（概念枠組み）
③研究方法の決定
④研究計画書作成
⑤データの予備調査・予備実験
⑥データ収集（本調査）
⑦論文のまとめ（集計、分析を含む）
⑧発表

論文をまとめる意味

　研究活動の最終段階は研究の発表です。発表には学会発表と論文発表があります。学会発表の目的が議論（ディスカッション）することにあるのに比べて、論文発表をすることは世の中に公表されたことになり、研究成果を世に残すことになります。

　つまり、論文発表の目的は研究成果を世の中に公表することで社会（看護界）に貢献できるのです。よって得られたデータは研究論文として論理的にまとめられ、良質な論文として発表されることが重要です。

　みなさんのなかには論文を書くことが苦手と、つい先延ばしにしたり、忙しいなどの理由で学会発表のみで終わってしまう場合があるようです。これを克服するには自分のやってきた貴重な研究を何とか他の人に知ってほしい、そして自分の研究成果を世に残したいといった強い意思と意欲をもつことが必要です。

努力した結果、雑誌への投稿が実現されれば、自分の看護という仕事に自信と張りが出るはずです。また、世の中に認めてもらえた喜びを体験できるでしょう。ぜひ、チャレンジしてください。

論文としてまとめあげ、雑誌に投稿して掲載されてようやく研究は終了を迎えます。どのような研究であれ、最終的には研究論文の形にまとめることになります。

本章では看護研究に関する研究論文をどのようにまとめればよいのか、その具体的な方法とポイントを提示します。おもに量的研究のまとめ方に焦点をあてていますが、関連する事項では質的研究に関する内容も含むことがあります。

なぜ論文の書き方・まとめ方が重要なのか

①すぐれた研究内容であっても論文の書き方がまずく、論理的な展開がなされていなければその研究は読んでもらえないし、採用もされない。

②論文の構成や表現を緻密に考えることで新たな論点や・課題・不足点ななどを発見できる。

③論文の質が高まっていくことで、研究者個人および学問分野全体の研究の質が高まる。

2 論文作成の手順

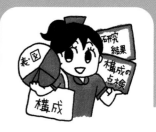

　論文を書く際には何からどのように書くのかが問題になります。参考になるのは自分の研究課題に関連した先輩諸氏の論文を読むことです。これは初心者にとって手っ取り早く、イメージしやすいといった利点があります。

　しかし、研究課題はそれぞれ異なるものですから、自分の研究目的に照らしあわせたまとめや構成が必要となります。スムーズにまとめ、構成するには、論文を書く前に以下の基本的な方法や留意事項を知っておく必要があります。

論文作成の手順

①論文のテーマを明確にする。

②論文の投稿先を決める。

　学会誌の場合、会員であることが必要です。

③投稿規定を確認する。有料の学会もあります。

④研究計画書を読み直す。

　リサーチ・クエスチョン、研究目的を確認する。

⑤論文のアウトラインを決める。

　論文の全体構成を組む。

⑥執筆する。

⑦書き上げた論文を推敲する。

⑧投稿する。

　投稿前に投稿用チェックリストを利用する。

⑨査読結果を受け、対応する。

論文をまとめる前の留意事項

1 研究計画書の読み返し

　論文をまとめる際に最初に必要なことは、研究計画書を読み返し、最初に掲げた研究疑問や研究目的（明らかにしたいこと）を確認することです。また、一貫性のある論文を書くには研究をまとめる途中で何度でも計画書を振り返ることが必要です。

2 文献・資料の準備と整理

　論文をまとめる際に必要な文献などは、研究テーマがほぼ決まった段階で、すでに集められているはずですが、どの部分にどの文献を使うか、執筆の前に、確認作業をします。文献ノートなどの覚書を手元に置くことになります。

3 読者対象、関連領域

　どのような読者に向けて何を伝えたいかを明らかにすることが重要です。「何を」「どのような読者」に向けて発表したいかによって、投稿雑誌が異なります。つまり、その雑誌がどのような研究を扱い、どのような読者を対象としているかを知って、投稿雑誌を決めます。

　筆者の経験では、日本看護研究学会誌に投稿された社会学系の研究論文を査読したことがあります。内容的に看護学とは関係が薄く、論理の飛躍もあったことから、査読委員長と相談のうえ、投稿を取り下げてもらいました。せっかく投稿してもらったのに、学問分野の違いにより取り下げてもらったことは査読者としては申し訳ない気持ちでした。

　自分の論文がどの学会に適しているか、どのような読者に向けて伝えたいかを考えて、投稿雑誌を決めてください。

4 投稿規程の取り寄せ

　投稿先が決まれば、その雑誌の投稿規定を取り寄せて、規定に従って書きます。現在は学会のホームページから簡単に入手できます。投稿規定を読み、執筆原稿制限、文献の記載方法、提出方法などを確認します。

5 メモのすすめ

　論文は研究の進行中にまとめ始めます。つまり、論文をまとめる作業はデータの集計ができてから始めようとするのではなく、研究のこれまでの過程ですでにまとめのための準備を念頭におき、気づいたことや頭に浮かんだこと、文献検索中に参考になると思ったことなどをメモしておきます。とくに参考文献を読む際に、「はじめに」用、「考察」用などと参考になる考え方やまとめ方に注意していると、あとでずいぶん助かるはずです。カードやノート（メモ）に記録する作業をこまめにしておくとよいでしょう。

6 よい論文を手元におく

　慣れるまではよい論文を見つけて真似ることは、初心者にとってとても有益なことです。しかし、よい論文の著者の表現を丸ごと写したり盲信すると、自分の研究結果と矛盾したり、倫理的な問題が生じたりしやすいので注意が必要となります。

　論文の基本的な構成は、①背景、②目的、③方法（分析方法を含む）、④結果、⑤考察、⑥結論ですが、見本となる論文を見つけたら、①～⑥についてその論文の<u>文脈を分析</u>してみると論文作成にとても役立ちます。初心者は学術学会誌に掲載されている論文の中から有用な論文を選択して、論旨の流れを模倣（文章の構造をまねる）することで書き方のコツがわかってきます。

　優れた論文を読むことで、論文の<u>構成がどのようになっているか</u>、またどういう風に<u>論</u>

が進められているかなどがわかります。具体的には[42]、

①序論、本論、結論がどの程度に区切られて書かれているか。

②一つの事項を説明するのにどういう形式を使って述べているか。

③表の使い方、注の入れ方。

④どういう形式で考察や結論を導いているか。

⑤結論はどういう立場をとっているか。

　これらを分析しながら読むと、考え方の示唆が得られます。

　以下に論文の文章の流れ（文脈）を分析した例を示します。

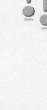

例　序言（はじめに）の文脈

テーマ：看護師が認知するタイムマネジメント、阻害要因の検討[43]

　病院で働く病棟勤務看護師は複雑且つ多様な看護業務遂行に対し、日々タイムマネジメントを実施しながら仕事を進めている。タイムマネジメントとは、行元（2002）によると「自分の役割を効果的且つ効率的に実施するために実施すべき行為に要する時間を意識した仕事の管理である」といわれる。限られた時間での生産性を高め、成果をあげるためのスキルとしてタイムマネジメントは、さまざまな職場において重要視されている。医療現場における看護師においても同じように医療チームの一員として看護活動の成果を最大限に発揮するためのタイムマネジメント能力が要求される。看護師のタイムマネジメント能力の重要性は「新人看護職員の臨床実践能力向上に関する検討会」（厚労省, 2004）において「複数の患者のケアの優先度を考えて行動する」「決められた業務を時間内に実施できるように調節する」といったタイムマネジメントに関する能力が掲げられている。　← 問題の背景

　しかしながらその過程では仕事を計画どおりには進められない困難な状況が発生し、それが円滑なタイムマネジメントを阻害している現状がある（本田ら, 2010）。　← 問題の認識とその根拠を示す文献を提示

　国内におけるタイムマネジメントに関する先行研究では外来待ち時間の短縮（松嶋ら, 2004）、生産性を高めるための時間管理手法導入効果（日下, 2000）、コスト意識とタイムマネジメントの関連（森本, 2004）、急性期病棟におけるプリセプター

看護師が捉えた新人看護師の看護実践上の問題として時間調整困難といった報告（本田ら，2010）がある。また、本調査と関連する研究としては、熟達した病棟看護師のタイムマネジメントにおける思考要素（北島・横山，2017）の報告、所属部署の看護師に必要とされる看護実践能力に対する師長の把握状況（名知ら，2020：本田ら，2010）による新人看護師のタイムマネジメントにおける「時間調整困難」が報告されている。しかしながら、これらの調査ではタイムマネジメントにおける具体的な阻害要因については言及されていない。

このような背景から、看護師師が行うタイムマネジメントの過程で発生する困難な状況を明らかにすることは、看護業務の円滑化および看護師のストレス低減に向けた対応や指導上の資料が得られると考える。

> タイムマネジメントに関する先行研究において何が明らかになっているかを示し、本研究がこれまでに調査されていない課題であることを示している。オリジナリティーの表明

> 研究の必要性と意義を示す

目的
　病棟看護師が業務遂行において認知するタイムマネジメント疎外要因を明らかにし、対応を検討する。

論文を執筆する際の留意事項

1 ウェブ上の著作権を侵さない

　ウェブ上のデジタルデータにも著作権があります。「引用」は著作権法で認められているので許可は必要ないのですが、ウェブサイトの情報、あるいは文章をコピーして貼り付けるといった行為は無断転載・盗作になりますから注意が必要です。

　今日、大学の学生が課題レポートや卒論を作成する際にウェブサイトの情報をコピーしていることが問題となっています。それが発覚して単位が取得できなくなった事例もあります。

　他人の書いた文章や図などを使用する際は必ず許可を得る必要があります。また、ウェブ上の情報は必ずしも確かではありません。最近は誰でも簡単にホームページを作ることができます。誰もが気軽に情報を発信できるので、学問的根拠は保証されていない場合があります。便利だからといって、安易にウェブサイトからの情報を盲信したり、無断転載してはいけません。

2 引用の表記

　他人の書いたものを引用する場合は、自分の文章と引用文とが明確にわかるように区別します。たとえば引用部分を「　　」でくくり、引用文の右肩に引用文献番号をつけます。

> **例 引用表記**
>
> ナイチンゲールは「病気は回復過程である」[1] と言っている。

3 わかりやすい文章とは

　論文は読み手にわかりやすい表現を用い、簡潔にまとめます。苦心して事実を調べ上げて考えを練り上げた研究の成果を文章がまずいために十分理解してもらえないのでは努力がムダになってしまいます。

　以下にわかりやすい文章を書くための方法をあげてみました。このほかの具体的な作文技法については、第4章③「レポート作成のための作文技法」（167ページ）を参照してください。

Ⓐ 一文一義

　文章は単文にします。目安として80字前後までで、100字を超えるとわかりにくくなります[44]。たとえば、重文や複文など、いくつかの要素を一文で表現したり、接続詞を多く使うとわかりづらく何が言いたいのか伝わりにくくなります。一文一意で表すつもりがよいでしょう。また、どちらにでも受け取れるようなあいまいな表現は避けます。

Ⓑ である調

　文章は「～である」調で書きます。話し言葉と書き言葉とは区別し、「～です」「～ます」調は論文では使いません。

Ⓒ 過去形

　研究方法と研究結果は過去形で書きます。論文は研究計画書と異なり実際の研究がすんだあとに、まとめるものですから、研究結果と研究方法は、通常過去形で書きます。

Ⓓ 主語と動詞

　主語と動詞が対応していることに注意します。たくさんの文章を書いているとまちがえがちですので、確認しましょう。つねにこの文章の主語は何かを意識して書きます。

Ⓔ 読み手の立場に立つ

　タイトルや小見出しを工夫したり、専門用語を具体化して、誰かに読んでもらうことを意識して、わかりやすく書きます。

4 論理展開の基本

Ⓐ 三段論法を意識する[45]

　現状→課題・問題→解決

結果→原因・関連→解釈

結論→根拠→前提

このパターンを意識すると論点が明確になり、論文の価値が明確になります。

> **例 三段論法**
>
> 学生の自律に関する指導としてのセルフモニタリングの効果を明らかにしたい場合。
>
> [現状] 学生は大学生活における自律性の欠如が見られる。
>
> [課題] 大学生としての自律性を高める指導方法がまだよくわかっていない。
>
> [解決] 指導方法の一つとしてセルフモニタリングが考えられる。その効果を検討する。

Ⓑ 一貫性を意識する

　論文の一貫性とは、一つの主張を論文中に揺らぐことなく提示することを言い、論文の主張のサポートとして、ムダな部分をそぎ落とし、必要不可欠な部分を記述することを言います。

5 原稿の見直し（推敲）

　論文を書き終えたら文章や図表を含む論文全体の構成を見直します。発表あるいは投稿までに何度も読み直し、推敲を重ねることが重要です。推敲の目的は論理の矛盾や飛躍の有無、誤記、誤字などを修正し、完成度の高い状態にもっていくことです。よりよい内容に修正することで、よりわかりやすく、価値のある研究成果を提示できる論文になります。以下の点をチェックしてみましょう。

①研究目的、研究方法、結果、考察が一貫していて、研究目的の答えが得られているか。

②論文構成がわかりやすいか。図表が見やすいか。表現が適切か。

③説明や具体例に過不足はないか。

④引用文献の欠落がないか。誤字脱字がないか。

　一度原稿から離れて日にちをおいて見直すと表現不足や誤字などが見つかりやすいものです。周りの人に読んでもらうこともよいでしょう。自分では気づかない不適切な表現やわかりにくいところを教えてもらえます。そのためには締め切り期限に余裕をもって書き上げることが必要です。

6 査読結果

　投稿した論文がそのまま採択にならず、査読された結果、「修正が必要」という場合が多く見られます。これは「不採択」ではないので、ガッカリせず、書き直しにエネルギーをかけることが必要です。

　多くの人が採択までに1回以上の修正を行っています。初心者は書き直しに意欲がわかず、手つかずで、しばらく放っておく人もいるようですが、研究論文とは査読による修正

がつきものであるというくらいに思って取り組む必要があります。

論文全体の構成を検討する

　論文は研究の目的がどこまで明らかになったかを、研究者以外の人たちに理解してもらう必要があります。そのためには論文が全体としてまとまった構成になっていることが必要であり、論理的に筋道の通った文章が要求されます。

　論文の構成はそれほど難しいものではありません。つまりこれまでの研究のプロセスそのものが論文の構成になるのでそれを書けばよいのです。白佐[46]は論文の形式について特別に決まっているものはないことを次のように述べています。

　「研究論文の具体的内容は、要はその研究が何を問題にし、何を明らかにしようとしたか、そのためにどんな方法を用いたか、そしてどんな結果が得られたか、それに対してどう考察したかを述べる。これらについてわかりやすく記述すればよいのであって、とくにその形式が決まっているわけではない」

　したがってこうあらねばならないといったきまりはありませんが、多くの人の理解が得られる客観的、論理的な論文を書くと、おのずと形式が似かよってきます。つまり、研究論文としての必要事項や記載の順序はおおむね一定しています。

1 論文の構成

　一般的に科学論文といわれる論文の構成は次のようになっています。

①序論（introduction）または「はじめに」「緒言」としてもよい

②研究方法（method）

③研究結果（results）

④考察（discussion）

⑤結論（conclusion）または「まとめ」

⑥結語（acknowledgments）または「おわりに」

⑦引用文献・参考文献（reference）

　以上のほかに、表題（主題）と執筆者（氏名、所属）があります。

　ただし、看護界における論文の構成は、上記の序論に含まれている研究目的を明確にする意味で、新たな柱として「研究目的」を立てる場合が多くあります。その場合は下記のようになります。

①序論

②研究目的

③研究方法

④研究結果

⑤考察

⑥結論

⑦結語

⑧引用文献・参考文献

　また、どのような視点から現象をとらえようとするかを示す「概念枠組み」「図式モデル」を論文の構成のなかに入れる場合は次のようになることもあります。

①序論

②研究の概念枠組み、用語の定義

③研究目的

④研究方法

⑤研究結果

⑥考察

⑦結論

⑧結語

⑨引用文献・参考文献

2 研究結果と考察の構成

　論文の「序論」から「研究方法」までは、これまでの研究プロセスを振り返ったり、ノートなどを見ればほぼそのまま書けます。しかし、「研究結果」と「考察」は何からどのように書くかその構成を項目立てすることが必要となります。

　研究目的の解答を導き出すためにそれぞれをいくつに分けて書くか、どこにどの文献を使うかなどを考える必要があります。そのためにはこの論文で何を主張したいかを結果から決定し（結果にないことは論じられません）、その主張を明確にするためにどこから論文を書き始め、どう論理を展開するかを考えると具体的な項目が立てやすくなります。

3 表・図の決定

　結果をわかりやすくするために、どこにどのような表や図を使うかを考え決定します。集計・分析結果には多くの表や図を作成しますが、そのなかから選択したり、合成したりし、結果の概要や結論の根拠を提示できる表・図を決定します。

4 論文の構成の点検

　全体の構想ができたら、論文が研究目的を導き出す論理的な構成になっているか、内容、順序、項目間の関連、どの項目に重点をおいたらよいかなどを点検・確認します。

　必要に応じて、修正、挿入、組み替えを行うこともあります。できあがったものが自分の論文の骨組みになるわけです。その後は順を追って内容を執筆していく作業に入ります。骨組みが抜けの多い構成にならないように、文献を参考にしたり、指導者からアドバイスを受けるとよいでしょう。

論文全体の構成を検討する一覧表

　論文を書く前には前述のような準備やデータ集計、執筆上の注意点を知っておく必要があります。そして、いよいよ執筆を始めるときには、書く内容の骨子や構成を考え、検討項目の一覧表を作成すると論点や資料の不足、さらに必要な細部の検討事項などが見えてきます。

1 論文作成構想シート

　このシート[47]は論文を書く前にあらかじめ内容の骨子を書き出して、整理するために使います。これは論文執筆の段取りあるいは設計図にあたります。以下の内容を整理します。

A テーマの候補

　思いつくテーマ（タイトル）を書き出しておきます。途中あるいは執筆後に修正して最終決定できます。

B 結果

　述べる順番を決める。最初に何を論ずるか、次に何を論ずるかを決めます。

C 図表

　結果に使用する表や図はどれを使うか、資料は揃っているかを確認します。

D 考察

　わかっているおもな論点は何か、いくつあるかをメモしておきます。

E 文献

　考察などに用いる文献は用意しているか、追加文献の有無（引用文献、参照文献）を確認します。

F 結論

　結論としてまとめられる事柄は何か確認します。

例 論文作成構想シート

1. テーマの候補 　仮のテーマ（タイトル）、思いつくテーマ 　（タイトル）をいくつかあげる	●看護大学生のセルフマネジメント力 ●大学生活におけるセルフマネジメントの実態－看護大学生を対象に－ ●看護大学生のセルフマネジメントの実態と関連要因－新入生を対象に－
2. 結果に述べる順番を決める 　最初に何を、次に何を論ずるか	①対象の概要 ②日常生活6項目のセルフマネジメント得点 　2週間の学習総時間数、平均時間数 　学生の属性とこれらとの関連
3. 結果に使用する図表は何を使うか、 　資料は揃っているか	①対象の属性表 ②日常生活6項目のマネジメント得点図（棒グラフ）
4. わかっている論点は何か、 　いくつあるか	①時間管理得点が低い。 ②学習総時間が多くなると食事や睡眠などの健康生活に影響がある。
5. 使用する文献は整理できているか	●はじめに：文献3～9使用 ●使用する尺度文献：文献10高橋の自己管理能力尺度 ●考察：文献4、5、8、9
6. 結論として何が言えるか	●学習時間を確保するという習慣を身につける必要がある。 ●学習が進むことによる健康生活上の問題が発生しやすい。 ●セルフチェックが2週間継続できれば、ほぼよい習慣がつく傾向にある。

（文献47をもとに筆者作成）

3 データの整理と分析

データの整理

1 調査内容の点検

質問紙調査の場合、回答内容について点検する作業が必要です。

①回答の記入方法に誤りがないか。

②記入漏れはないか。

③調査対象者の脱落や重複はないか。

このような点検は調査直後に行い、可能であれば対象者に問い合わせることによって解決することが望ましいでしょう。解決できなければ欠損値となり、解析には使用できないことになります。

2 コーディング

コーディングとは質問紙の回答を統計的に処理（コンピュータに入力）するために、回答項目やカテゴリーに対応した特定の符号（コード）をつけることをいいます。

コード化はコンピュータを用いて処理する場合は、記号よりも数字だけに統一したほうが処理しやすくなります。また、コーディングは誤りのないように注意深く行い、質問紙やノートなどに控えておくと便利です。

例 コーディング

●男→1、女→2

●准看護師→1、看護師→2、助産師→3、保健師→4

3 データ一覧表の作成

得られた個人別の粗データをまとめるために、一覧表を作成します。コンピュータ処理をする場合は、使用する統計ソフトのシートに生の粗データを入力すれば一覧表が作成できます。使用する統計ソフトにより一定のきまりがあるので、それに従って入力していきます。

この一覧表をもとにさらに研究目的に対する答えを導くために、記述統計やクロス集計、検定などを行います。

4 データの点検

　一覧表への入力あるいは転記作業が終了したら、転記ミスなどによってデータに誤りがないか点検することが必要です。これを怠ると必然的に研究そのものの信頼性に問題が生じることになります。数が多い場合はたいへんですが、必ず実施しなければなりません。

　筆者はデータ一覧表を用紙に印刷し、学生アルバイトに点検をお願いしたりしますが、かならず2回実施してもらうようにしています。学生アルバイトが点検したあと、自分でも点検するとまだいくつかの入力ミスを発見することがあります。人為的なミスは起こりえるものなのです。

5 データのスクリーニング

　統計処理をする前に、データをスクリーニングします。

A 欠損値、異常値（外れ値）の扱いを決める

　得られたデータを見てみると全体の分布から極端にはずれたものがあります。これを外れ値といいます。また全体の分布のなかで空白になっている部分を欠損値といいます。得られたデータは欠損値、異常値、正規性の確認をして、欠損値、外れ値の扱いを決めます。

　欠損値や外れ値は異常値や不完全データとしてデータ解析に影響するので、統計処理からはずすことがあります。また得られた事実として、統計処理からはずさない場合もあります。

　欠損値の扱いにおいて、平均値や他のデータからの推定値を挿入する方法を勧める文献がありますが、これは避けたほうがよいでしょう。データのねつ造になるという指摘もあります[48]。研究の性質上やむをえず、欠損値や外れ値の処理を行う際は最少限にします。

B 度数分布表を作成する

　得たデータの分布状況を見ると、観察されたデータの全体像が見えるとともに数値の誤りが発見できたりするので度数分布表を作成します。「度数」とは集計結果として現れた変数の値をいいます。

　経験年数、男女別人数、交通事故件数などの項目を度数として分布表にまとめ、グラフにしたものをヒストグラムといいます。

C 散布図を作成する

　散布図を作成することによって、対象の全体像をひと目で把握できます。生のデータをありのままに素直に伝えてくれます。

　全体像をつかむのみではなく、とび抜けてほかと離れた値はないかを確認します。これを異常値としてすぐはずすのではなく、入力ミスや何らかの特殊な事情がないかを検討することが必要です。

データの分析

データの点検が終了したら、次は研究目標の解答を得るためにさまざまな統計手法を用いてデータの分析を行います。それには集計計画をしっかり立てる必要があります。

1 データの分析とは

粗データを一定の手続きによって集計し、分析を加える過程をいいます。データの分析方法は大別して記述的分析と推計的分析があります。

詳細は統計学の成書を参照してください。

A 記述的分析

具体的な標本から得られたデータを記述して分析を行うものであり、データの特徴を要約することです。たとえば、ある集団の平均年齢や男女比、測定値の最大、最小、中央値などです。これを基本統計と言います。平均値、中央値、最頻値、最小値、最大値、標準偏差、分散などの基本情報が調査対象者の特徴を示します。

B 推計的分析

この分析は確率理論にもとづくものであり、標本から得られた結果を母集団へと一般化する過程です。平均値の差の検定（t 検定、F 検定など）、比率の検定、相関係数の検定などがあります。

2 集計・分析計画の立案

A 集計・分析計画

これは研究目標に従ってデータをどのような枠組みで集計・分析するのか（たとえば年代別、性別に分けるなど）、どのような表にして提示するかをあらかじめ計画しておくことです。度数分布表などに使う階級幅（年齢幅は 10 歳ごとに区切るなど）の決定、使用する統計処理方法、自由記述欄のまとめ方などを一覧表（表 15）にしておきます。研究計画書を作成する段階で決定した分析が役に立つでしょう。

集計計画を立てることなしに作業をすると、どの変数と変数の関係を見ていくのか混乱することがありますので、とくに初心者は事前に集計計画（分析計画）を立て、指導者に確認をするほうが賢明です。

B 尺度

研究においては、変数と変数の関係を明らかにするために統計処理を行います。この際に、使用する変数の種類により使用する統計が異なるので変数の特質（名義尺度、順序尺度、間隔尺度、比尺度）を見極め、適切な統計処理を選択することが必要となります。

例 集計計画表

表 15　健康に関する調査で用いた記述統計の一部（文献 49 より一部改変）

変数名	用いる統計
年齢（比率尺度）	→ 代表値（平均値、中央値、最頻値）、度数分布 年齢幅を何歳にするか決める（例：10 歳区切り）
性別（名義尺度）	→ 度数分布
職種（名義尺度）	→ 度数分布
学歴（名義尺度）	→ 度数分布
入院経験の有無（名義尺度）	→ 度数分布
健康状態（順序尺度）	→ 度数分布、健康良好群と不良群の基準づくり
健康への関心（間隔尺度）	→ 度数分布、代表値（平均値、中央値、最頻値）
年齢と健康への関心との関連	→ ピアソンの積率相関
性別と健康状態との関連	→ クロス集計表作成、χ^2（カイ 2 乗）検定
職種と健康状態との関連	→ χ^2（カイ 2 乗）検定
性別（名義尺度）と健康維持への 積極性（間隔尺度）との関連	→ クロス集計表作成、平均値の差の検定（t 検定）
自由記述欄のまとめ	→ 意味内容の類似性によってまとめる

例 使用する変数と統計

● 2 つの変数が一方は名義尺度（男・女）で他方が比尺度（発病までの期間）の関係を見る場合、男女別で発病までの期間の平均値を比較する。この場合の推計的分析は、2 群間の平均値の差の検定として t 検定が可能である。

　数値データの種類を分ける基準として尺度水準という考え方があります[45]。数値を見たらどの尺度水準の数値であるかを見ることが重要です。尺度水準には 4 つの水準があり、その水準によって、統計処理法が異なります。

　データを統計的に解析するには下記のようなデータの尺度分類、検定の方法などの知識が必要となります。論文を書く際には統計学の参考書を 1 冊以上、手元に置いておくことをお勧めします。本書では統計の詳細は統計学の成書に委ねます。

1）名義尺度

　カテゴリを表す情報しかもたない数値で、たとえば男性を"1"、女性を"2"とするなど、数値に大小はなく単に分類するために割りあてたものです。

2）順序尺度

　順序を表す数値で、その間隔は等間隔ではないので、大小の比較はできますが、平均値の計算などはできません。

3）間隔尺度

　距離尺度ともいい、間隔を表す数値で、その間隔が等間隔である保証はないので比率尺度のように平均、分散などの計算はできません。心理学分野ではこの間隔を等間隔とみなして分析する例は見られますが、異論を唱える研究者もいます。

例　間隔尺度

●患者満足度の基準

非常によい：4　よい：3　悪い：2　非常に悪い：1

4）比率尺度

　原点（0）があり、数値間が等しい数値。和差積商が自由にできる。身長、年齢、金額など。

3 結果を集計し図表にまとめる

　分析結果は図や表にまとめるとわかりやすくなります。その際、得られたデータがどのような性質のものであるかに注意し、それに応じた取り扱いをしなければなりません。そして、研究目標との関連から意味のある図表を作成する必要があります。度数分布表、クロス集計表、図、グラフなどを利用します。

A クロス集計

　2つの質問項目で構成される表（クロス集計表）を作成して、相互の関係を明らかにする集計法。縦軸と横軸にそれぞれ分析したい項目をおいた表を作成して集計します。たとえば従業員の在職年数別に喫煙の有無を集計する場合などです。

B クロス表

　質的データ間の検定をする際にはクロス表（**表16**）を作成し、χ^2検定を行います。クロス表では原則として原因となる変数（群）の名前を表の左側（表側という）に、結果となる変数の名前が表の上部（表頭という）にくるように書きます。表には各群の人数と行和（横和）の％を書きます。統計ソフトが簡単に計算をしてくれます。

例　クロス表

表16　A会社従業員の在職年数別喫煙者（単位％）　N = 360

在職年数	n	喫煙あり（%）	喫煙なし（%）	計（%）
1〜9年	220	10.5	89.5	100
10年以上	140	10.7	89.2	100

4 論文の具体的な書き方
表題から研究方法まで

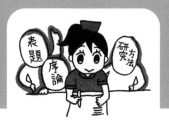

　ここでは調査研究を中心とした基本的な論文の形式について、具体例を紹介しながら要点をあげておきます。ほかのタイプの研究論文もこれに準じ応用すれば書けるでしょう。

表題（タイトル、主題）の書き方

1 表題の4要件

　研究の表題は論文の「顔」といわれるように、非常に重要であり、論文の内容を簡潔に示す必要があります。研究内容を端的に表すような表現がよいでしょう。表題はほかの人がその論文を知らなくても、内容がおよそわかる程度の情報を提供することが必要です。

A 論文の内容を的確に表し、取り扱う問題の領域を正確に示している

　表題が備えるべき要件は、あいまいな表現やおおまかな表題にならないように、比較的具体的にそれだけで研究内容が想像できるように簡潔に表す必要があります。目安としては25〜30字程度です。

B 分類や索引に必要なキーワードを適切に含んでいる

　論文の内容を代表する重要語句（キーワード）をかならず表題に含め、文献検索できるようにすることが求められます。つまり、研究の問題領域が明らかにされ、研究の要となる言葉が用いられ、研究の内容が適切に表現されていることが必要となります。さらにはこのキーワードがその分野にとって重要なものであったり、時流の的を射たものであるとよいでしょう。

C 簡潔である

　研究内容がわかる程度の簡潔さが必要です。タイトルが長くなるようであればサブタイトルをつけるのもよいでしょう。

D 魅力的である

　表題（タイトル）が人を惹きつける魅力をもっていると、人は優先して読みたくなるものです。読者から選ばれるには魅力的なタイトルをつけることが重要です。

例 魅力的なタイトル

①と②、どちらが魅力的で惹きつけられるでしょうか？

①痛くない血糖自己測定法の開発－氷冷法

②血糖自己測定法の開発－氷冷法

2 表題の点検

　表題の要件が理解できたら、具体的な例を検討してみましょう。以下の表題は4要件を満たしているでしょうか？　点検してみましょう。

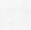

例 表題のつけ方

①小児病棟の遊びについて

②看護計画・カンファレンスの定着

③入浴の生体への影響－体温・心拍数・酸素消費量の変化

④院内感染防止を意識づける－菌はどうして運ばれるのか

⑤ウロストミー造設患者の退院後のQOLの実態－日常生活に焦点をあてて

　①は「～について」とあります。初心者がよく使いがちなフレーズですが、これでは小児病棟で行われる遊びの種類を調べたのか、子どもの反応を扱ったのか漠然としていてわかりません。簡潔ではありますが研究として何をしたのか、要件Aが不足しています。内容がわからないとせっかくの論文を読んでもらえなくなる可能性があります。

　②も研究内容がよくわからないので研究目的との関連を見ると、研究目的「看護計画立案を徹底し、統一した看護が行われるようにしていく」となっていました。研究目的も目標レベル（めざす姿を得るための小さい目標）にまで焦点が絞られていないことがわかりました。研究目的と表題はほぼ一致するものだとすると、表題としては不適切です。まだ研究課題が定まっていないのか、あるいは表現が悪かったのかは不明です。

　③、⑤は表題の4要件を満たしているので適切だと考えられます。

　④は②と似ています。これもこのような大きな研究の目的（めざす姿）に対して何を問題として取り上げるか、研究課題を絞る必要があります。このままでは研究できないし、表題になっていません。

3 表題の長短

　研究のタイトルは短すぎても長すぎてもよくありません。キーワードを4つくらい含み、それらの組み合わせによって、他の論文と区別して表します。

長すぎる表題を削る場合は、表題の"how"の部分を消します。表題は何を研究したかを表すものですから"what"を優先します。ただし、新たな方法を報告する場合は"how"を表すキーワードを残す必要があります。

序論（はじめに）の書き方

1 序論のねらい

序論は「はじめに」「問題提起」などとも表現されますが、この序論のでき具合でその後の結果に対する読者の興味が決まるといっても過言ではありません。序論のねらいは、研究者の研究課題に対する思索とこの研究の目的を読者に理解してもらうことにあります（ここでいう研究の目的とは、一論文の研究目的ではなく、いくつかの研究目標にとっての目的をさします）。

序論は研究の導入部分であるとよくいわれますが、導入という表現から受ける安易さが筆者は日ごろから気になっています。本論ではないので長ながと書くのではなく簡潔で明確に書くことが要求されますが、それだけに研究の本質である独創性を先行文献を用いて述べるには熟考を要し、時間もかかる部分であります。

したがって慣れるまでは序論は大づかみに書いておき、あとでじっくり時間を使って書くといった方法をとってもよいでしょう。この部分からなかなか先へ進めないのであれば、効率が悪くなるからです。それよりも書きやすい研究結果から書き始めるという手もあります。

ちなみにこの序論がもっとも難しく、初心者は最後に記すほうがよいという研究者もいます。他方、この部分はすでに研究計画の段階で文献検索などにより検討ずみであることも事実であり、それならばそこでの検討や決定理由などのメモがあれば、それほど困難なことではないという考えの人もいます。いずれにしても、たとえ研究の過程で検討ずみであっても、それを明快な文章で表現することは難しい作業であることにはまちがいないと思います。

研究分野の知識量、表現上の言い回し、文脈などの難しい問題が絡んでくるのでこれでよしといえる序論を提示するのは至難の技です。多くの論文を読み、次第にそのコツをつかむ努力をしてください。

2 序論の要件

序論は第2章①「具体的な研究の進め方：研究課題の焦点を絞る」（55ページ）で紹介した8段階の1〜3の過程を簡潔明瞭にまとめる作業です。ここでのポイントは、なぜこの研究テーマを選んだのか、その理由つまり自分の問題意識と動機およびその背景を述べ、この研究が何を目的（めざす姿）にし、何を明らかにするのか（目標）、を明確に述べることです。

以下に、序論の内容に関する要件をあげてみます（表17）。

表 17　序論チェックリスト

以下の点について記載があるか確認する
■ 問題意識（現状分析と問題提起）
■ どういう問題に取り組むのか
■ どうして取り組むのか
■ どのような着眼点、視点で問題を扱うか
■ 何をやるのか（研究目的）

3 序論の要件① 問題の内容と動機（現状分析による問題意識）

研究に着手した際の問題意識とそれを取り上げる理由（動機）、つまり自分がその問題に至った経緯（研究の着想）を述べます。具体的には研究者の関心領域における現在の問題や課題などの現状を分析し、そこから研究課題を導き出します。

4 序論の要件② 研究の背景と自分が行う研究の位置づけ

A 研究課題の現状と独創性を知る

選んだ問題（研究課題）について、これまでにどのような研究がなされ、その結果、何が明らかになり、どういう事実があるか、問題がどこまで明らかにされているかを調べ、そのうえで疑問点やどのようなことが未解決の問題として残されているかを整理して述べます。これはその分野の研究の最先端を示すことにつながります。

次に自分の研究がどこに位置し、どのような点で独創性があるかを明確に述べます。研究は多くの場合、それまでに行われ発表されている他の研究の成果をふまえて、同じ研究をするのではなくその先を行うものですから（独創性）、文献検索を幅広く行いその分野の研究の最先端を知る必要があります。

文献検索の記述の仕方はいろいろありますが、単に過去の文献を紹介しているのみであったり、調査がこれまでになされていないといった表現にとどまっていたり、直接関係しない文献を長ながと述べてしまったりすることが多く、なかなか難しい部分があります。

B 研究の背景と位置づけの具体例

序論は研究者によって、あるいは研究課題によって、さらに序論の要件の順番や文章の流れによって、さまざまなタイプがあります。まず書きはじめの特徴別に具体例を紹介します。「研究対象の現状」「研究課題の重要性」などについて記述する序論は、長ながと書くのではなく、課題に直結する現状と先行研究を絡ませて記述しているところに特徴があります。読み手が専門家であればこちらが好ましいでしょう。

例 研究課題の現状から記述されている序論 [50)]

　今日、少子化の影響を受けて、大学入学者が5割を超え、入学の目的、学習習慣、学力、履修歴などの多様化により大学はさまざまな学生を受け入れなければならない状況になっている。このようななかで、高等学校から大学での学習への円滑な移行を図るために、新入生を対象に大学での学習のスキルや生活リズムの構築などの自律を中心とした「初年次教育」が注目されている。2007年に全国すべての国立・私立大学を対象に行われた調査によると97%の大学で初年次教育が導入されているという。

　本学科は～（当該大学の立ち位置の説明が続く）以下略。

例 キーワードの定義から記述されている序論 [51)]

　看護研究とは、直接的、間接的に看護実践に影響を与える既存の知を検証および洗練し、またそのような影響を与える知を創造する科学的なプロセス（Burnz & Grove,2007）と定義される。看護の質を向上するためには、看護研究によってエビデンスとなる科学的知識を発展させ、看護師らがそのエビデンスにもとづいて実践することが必要不可欠であり（Omery & Williams,1999）、実践と研究との循環により質の高い看護実践が追及されていくことが重要であると考えられる。

　先行研究では～（先行研究に関する記述が続く）以下略。

例 研究対象者にポイントを合わせた現状から記述されている序論 [52)]

　日本には潜在看護職員が55万人ほど存在すると言われている。その半数以上は20歳代後半から30歳代であり（日本看護協会、2006）、多くの中堅看護職者が組織を離れている現状がある。中堅看護職者は臨床実践の場でチームリーダーとして問題解決や後輩の指導を行っており、「質」「量」ともに病院の中核を担う存在である。また、結婚や出産、キャリアアップといったライフステージの岐路に立つ年代でもあることから、定着への環境づくりは組織にとって重要な課題である。

　職務満足は～（先行研究に関する記載が続く）以下略。

例 研究課題に関してダイレクトにその重要性から記述されている序論 [53)]

　看護職者の精神健康問題はその仕事の性質上、重要な問題である。先行研究によると看護師の精神的ストレスは高く、精神的疲弊状態にあることが報告されている。とくに卒後1～2年の者にその傾向が強いという。その背景には職場要因に加えて個人特性の関与も考えられる。筆者らは前報において新しい質問紙であるSSCQ尺度とGHQを用いて～（以後研究の動機に関する記載が続く）以下略。

5　序論の要件③　研究の意義・範囲

Ⓐ 研究の必要性

　「研究の背景と自分が行う研究の位置づけ」を明らかにするため、幅広い文献検索により、疑問点やその領域の未解決な部分を見いだし、研究の必要性（なぜこの研究が必要か）や意義を看護の立場から述べます。

　看護は人間の反応を扱う分野であり、心理学、社会学、医学などの多くの学問領域の原理や理論を活用して研究が行われますが、それが看護の実践や知識の発展にとってどのように役立つものであるかをつねに意識して行うことが必要です。

　したがって次のような問いかけをしてみてください。

　「この研究は看護の実践の、どこに、どのような貢献ができるのか？」

　「対象の理解を深められるのか？　看護技術の開発につながるのか？」

例 研究の必要性

- 本調査では、臨床の看護職が実施するのに適した看護研究のありかたを検討する基礎資料を得る。
- 本調査結果は、学習の成果を高めるための中間における学習の習熟度を知り、授業改善に役立つ資料となる。
- 自己管理行動に患者の経験から得た認識と情動がどのように関係しているかを明らかにすれば、成人期の糖尿病患者のレディネスに合った教育上の示唆が得られる [54)]。

Ⓑ 研究目的

　研究目的を「序論（はじめに）」の部分で示すこともありますが、看護界では研究目的は項目を別にし、より明確に示す方法をとることが多くあります。これは「序論（はじめに）」の部分には研究の背景などのいくつかの要素が書かれることから、研究目的のみを取り出して別に表現することで目的を明確にさせる意図があります。

また、論文の構成に「研究の概念枠組み」「研究の枠組み」の柱を立てた場合は、その図を示し説明を書きます。

6 序論の要件④　仮説

Ⓐ 仮説とは

仮説とは [3) 26)] 研究結果の予測であり、研究に際して前もって期待する結果を仮定して示すものです。具体的には「こういうことが検討できるのではないか」「このような結果が得られるのではないか」という形で示されます〔第2章③「仮説の設定」(75ページ)参照〕。第1章②「研究の問いの種類による分類」(17ページ)にて紹介した研究疑問の探索のレベルⅢの関連検証研究、レベルⅣの因果仮説研究には仮説が必要です。

研究には仮説があるものばかりではありません。仮説を設定できるほどそのことが研究されていなければ、まず事実を明らかにすることから始まるからです。しかし、多くの研究ではこれまでの研究をふまえてどのような結果が予想されるかの見通し、つまり仮説を立てることが必要です。仮説を設定することで、研究の方向づけができます。

Ⓑ 仮説の確実さ

仮説は単に予想するのではなく、さまざまな文献検索および予備的な観察や調査からある程度の確実さをもって立てられるものでなければなりません。仮説はこのような作業をしたうえで疑問点を整理すると立てやすくなります。したがって、研究において仮説を設定する場合は、「序論」において仮説の内容となぜその仮説が立てられ検証されるのかを述べる必要があります。仮説を立てて研究を進めていく場合は、その研究の目的と関連づけながら明確に示します。

また、仮説は研究の変数と変数の関連を表し、具体的な方向性を示していなければなりません。

Ⓒ 仮説の種類

調査的な研究にとって適切な仮説は、記述的仮説と相関的仮説があります。

1) 記述的仮説

記述的仮説とは「看護師の心理的ストレスは一般女子事務職員よりも高い」というように、結果を単純集計することによって検討することができる仮説をいいます。

2) 相関的仮説

相関的仮説とは「年齢が低いほど革新党を支持する」というように、結果をクロス集計しなければ検討できない仮説をいいます。

Ⓓ 因果関係的仮説

因果関係的仮説を調査によって検討することは、一般的には困難な場合が多いです。仮説は多くの場合、2つ以上の変数間にどのような関係があるかについての予想を言葉で表現したものとなります。この場合、相関関係についての仮説を立てるのか、あるいは因果関係にまで言及した仮説を立てるのかについては十分に注意する必要があります。たとえば、因果関係は実験研究を設定できなければ証明できません。

> **例** **相関的仮説と因果関係的仮説**
>
> ●介護に張り合いをもっている人ほど、職場ストレスが低い傾向を示すだろう。
>
> （相関的仮説）
>
> ●人は不安になると、ほかの人といっしょにいたいと思うようになるであろう。
>
> （因果関係的仮説）

研究目的の書き方

1 研究目的のねらい

　この研究で何を明らかにするのか、何を得ようとするのかを具体的にわかりやすく述べます。この研究目的が的確に定まっていないと、研究のすべてに影響が出てくる重要な部分です。序論と重複しないように述べる必要があります。

　しかし、研究目的は研究内容とのズレがあったり、ほんとうに行おうとしていることが表現しきれていなかったり、抽象的で何を明らかにしようとしているかがわからなかったりすることがときどき見られます。

　研究目的のよい例、悪い例をここに示します。表現方法のコツを参考にしましょう。

> **例** **研究目的**
>
> ○ ①脳血管障害患者の退院後の初回訪問時の ADL 変化を明らかにする。
> ○ ②手術前手指消毒にもみ洗い法を導入し、手荒れ状況を調査、検証する。
> × ③スタッフの手などが感染を媒介してはいけないので重要性を意識づける。
> × ④糖尿病患者にどのように効果的な指導をしたらよいか明らかにする。

　例の①②は研究で何を明らかにしたいかが示されていますが、③④はまだ研究課題の焦点が絞られていないので、何を行うのか不明です。

2 用語の定義

　概念的定義と操作的定義をまとめます。

　用語の定義は一般に研究目的のあとに示すことが多いのですが、「序論（はじめに）」のところで書く場合もあります。

🔍 概念的定義

　研究のキーワード（重要用語）の概念や内容を表したものです。

B 操作的定義

研究の変数を観察および測定可能な形に置き換えて表現したものです。操作的定義は研究の独立変数と従属変数について行います。

> **例 操作的定義**
>
> ● 「成人型アトピー性皮膚炎をもつ対象者①の行動②に関する研究」[54]
>
>   行動：本研究における「行動」とは、患者が自分の症状、気持ちが少しでも楽になるように、自分にあう治療法や民間療法などを見つけるためにとるすべての行動をさす[26]。
>
> ● 「乳がん患者の術後①リハビリテーションにおける温罨法②の効果」
>
>   温罨法：ここでいう温罨法とは乳がん患者の術後に患側上肢・肩関節に行う温熱刺激をいい、温湯タオルを貼付することをいう。
>
> ● 自己管理行動：自己管理行動とは高橋[2]の定義を参考に、目的達成をめざし、自らの行動を統制・努力することをいう。

例の下線の①は独立変数、②は従属変数となります。この場合、①の独立変数は定義をしなくても関係者にとって常識的な内容ですので、②の従属変数のみを定義してあります。

研究方法の書き方

1 研究方法のねらい

研究方法の記述は実際に用いられた方法や手続き、測定用具などを説明する部分です。研究方法は客観性、再現性、場の適切性が重視されるので、他の人が追試ができる程度に方法の手続きなどを具体的に述べる必要があります。

また、研究方法は正確にくわしく述べます。その理由は、研究結果・結論の価値を論議する際の根拠となるのが研究方法だからです。研究方法があいまいであるとその結果が正しいかどうか判断できず、他者が試してみることもできなくなってしまいます。

2 研究方法の要件

研究方法に記述しなければならない内容には、以下の5要素があります。

A 研究対象

①研究対象は何か、どのような条件をもった対象であるのか。母集団からの標本抽出法、対象の数などによって示します。

②なぜその対象を選んだのか。必要時はその理由も示します。

B データ収集方法

①研究デザイン（調査研究、実験研究など）。

②具体的なデータ収集の手続き（過程）、測定尺度（心理学的尺度など）、研究用具（調査票など）。

③測定尺度の信頼性・妥当性をどのように考慮したか、実験であれば条件統制の仕方など。

④場所、調査内容、材料。

C 研究期間

実際にデータ収集をした年月日、実施期間。

D 分析方法

研究結果をどのような方法で読みとるかをまとめます。

つまり、調査や実験をとおして得られたデータ（粗データ）は、適切な形に整理し、そこから研究目的に関する意味のある情報を取り出さなければなりません。さらにデータの特性を明確に適切に集計して表現するための統計的方法を用いることも必要です。ただし、質的研究では不要となります。したがって、研究目的の答えを得るための分析の過程と用いる統計的方法を示すことが必要になります。

たとえば、データを年齢別、性別で関連をみるのか、得点化するのかなど、収集した生のデータをどのように分類し、集計し、どうするのか、分析を加える過程や統計処理方法を述べます。

分析方法は研究目的の達成にかかわっているので、具体的に綿密にしっかり考えることが必要です。「何を言いたいのか」「何を明らかにしたいのか」と考え、分類、集計方法を決めていきます〔第3章③「データの分析」（124 ～ 125 ページ）を参照〕。

論文のなかには分析方法として、統計処理方法（検定方法）のみを書いているものがありますが、それでは十分ではありません。その分析で何を示したいのかわかるように明示することが必要です。

例 分析方法

●2群の年齢・経験年数・実施回数などの属性比較をt検定で、教育背景・職位の属性比較はχ^2検定を用いた。

●調査項目の記述統計をし、精神健康状態を明らかにするために GHQ（General Health Questionnaire、精神健康調査票）得点と職場要因、生活背景、健康行動得点との関連を検討した。解析にはエクセル統計®を用い、差の検定はt検定をし、5%未満を有意とした。

●自己教育力、自己管理能力得点および1か月、4か月の振り返り得点を集計し、各測定尺度の信頼係数クロンバックα係数を算出し、尺度の信頼性を確認した。

- 自己教育力・自己管理能力の中央値と各側面の得点を入学直後の4月と7月とを比較し、差の検定にはWilcoxonの順位検定を行った。統計ソフトにはSPSS® ver.17を用い、5%未満を統計的に有意とした。
- 評定点30点以下を気分不良群、31点以上44点以下を気分良好群、45点以上を気分ベスト群とし、3群間と項目別比較を行った。
- 基本統計量を算出し、基本属性と仕事の満足度および燃え尽きの比較はMann-whitney検定およびKruskalwallis検定、継続意志の有無別の比較はMann-whitney検定と判別分析、仕事の満足度を説明変数とし重回帰分析を行った。解析には統計ソフトSPSS® ver.15.0J for Windowsを用い、有意水準は5%未満とした。
- 病院への適応のタイプを以下の3点から分析した。
  ① 入院生活に適応しているか（規則の遵守、不満など）
  ② 治療や看護といった施設の機能にどのような気持ちをもっているか
  ③ 看護師や医師の言動に対してどのような気持ちをもっているか

Ⓔ 倫理的配慮

　人間や動物を対象とする研究では、研究の過程が研究倫理の基本的要件を満たすものでなければなりません。したがって研究計画書や研究論文には、研究課題に取り組む際の倫理的な配慮を記述することが求められます。学会によっては投稿規程に倫理的配慮について記述するように明示されていたり、倫理規定を設定しています。

　看護研究において、なぜ倫理的配慮が必要であるかは前述したとおりです〔第1章④「看護研究における倫理規定：看護研究において研究倫理が問われる理由」（33ページ）〕。研究が開始される以前に、研究倫理に関して研究の過程のどこでどのような倫理問題が発生する可能性があるかを検討し、それにそった行動をとることが重要です。

　では、倫理的配慮としてどのような内容を明記したらよいでしょうか。

　要点は以下の3つです。

① 研究の対象となる個人の人権の擁護
② 研究の対象者に同意を求める方法
③ 研究によって生じる個人への不利益ならびに危険性の回避

　具体的に記述する内容は次のようになります。ただし、紙面の都合で簡潔にする場合もあります。

1）被験者の研究参加への自由意志の尊重

　研究への参加、参加途中での中止、第三者窓口の設定。

2）研究の趣旨および安全性の説明

　研究目的、方法、安全性に関する説明。

3) 安全性の確保

研究途中で起こる可能性のある精神的動揺などに対するサポート体制。身体的負荷がかかる実験研究には、保険加入などの保障が必要です。

4) プライバシーの尊重

個人が特定されない保証（匿名性など）、データの保管と破棄の手続き、公表内容の被験者への事前確認。

5) 被験者の「研究参加同意書」記入

例　倫理的配慮

- 研究の目的・手順を説明し、文書にて承諾を得た。希望すれば、いつでも研究への参加を中断できることを伝えた。面接時にはプライバシーや心理的負担に配慮した。

- 参加者には、研究の目的と方法を口頭および文書で説明し、研究参加は自由意志によるものとした。また得られたデータは研究以外で使用しないこと、研究結果は学会や研究論文として発表する可能性があるが、個人情報の守秘を保証した。

- 参加の同意は署名にて確認し、データは本人の承諾を得てテープに録音した。データの管理は厳重に鍵のかかる書棚に保管し、研究終了後はシュレッダーなどにて破棄した。

- 人間の基本的人権である自由と権利を保障するために、研究の趣旨、方法等を書面で説明した。内容は、研究参加および途中中断の自由意志の保証、不利益や職務評価には関係しない、結果は統計処理されるのでプライバシーは保持される、データは研究終了後破棄される、結果を学会などで公表し社会に貢献するなどを説明し、研究協力承諾書の記入を求めた。他の調査データとのマッチングをするために携帯電話下4ケタの記入を求めた。研究者所属の倫理審査委員会の承認を受けて実施した。

5 論文の具体的な書き方
研究結果から文献リストまで

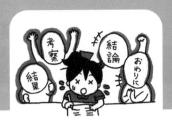

研究結果の書き方

1 研究結果のねらい

研究結果（result）は結果、調査結果、実験成績などと表現される場合もあります。結果は論文の主要な部分ですから、研究目的と関連づけて正確にわかりやすく書く必要があります。

また、研究の内容によっては各項目ごとに考察を加えるほうがわかりやすい場合もあります。このような場合は見出しを「結果および考察」としてまとめることもできます。

結果はだらだらと文章を書き並べるのではなく、いくつかの項目に分けて（項目立て）、事実のみを客観的に書き、読みやすいように工夫することが必要です。

2 全体の構成を決める

第3章②「論文全体の構成を検討する一覧表」（120ページ）で説明した「論文作成構想シート」を利用して、研究目的や研究疑問と対応させて、全体をいくつに分けて書くか、その構成を考え決定します。研究目的からずれないようにするために大切な作業です。また、研究結果のうち、どれを取りどれを捨てるか、どの点を強調したらよいかなどを決めることも必要です。新しく得られた知見はくわしく書くとか、細かい枝葉にあたるもので重複するものは省略するなどを考慮すると、研究目的にかなったすっきりとした論文になります。

例　研究結果の構成

●テーマ：「患者の嗜好を優先した化学療法食提供の試み」

●結果：1. 対象の背景と化学療法食の摂取状況

　　　　　1）各食品の選択傾向

　　　　　2）各食品の摂取傾向

　　　　　3）選択回数と摂取回数・摂取量の相関

　　　　2. 化学療法食後のアンケート結果

ただし、研究はあくまでも事実に忠実に従うべきものであり、予期せぬ結果であったり、

仮説にかなわなかった結果であっても、事実をゆがめたり、ごまかしてはいけません。研究者の基本的な姿勢として事実に謙虚であることが大切です。

3 データの整理・加工

Ⓐ 図表の決定

　生のデータをそのまま記載するのではなく、分析結果を要領よくわかりやすくするために、資料としてどのような表、図、グラフを作るかを決めます。図や表はやたらと多いと強調点があいまいになったり、読者の誤解を招きやすいので、必要最低限にとどめるようにします。これも「論文作成構想シート」（121 ページ）を用いて、検討することができます。

Ⓑ 図表の作成

　表は各種の資料を簡潔な形式で表そうとするものですから、それ自体で理解されるように作成することが大切です。表の線は少ないほうが見やすくなります。提示した数値については尺度、単位などを記し、その意味を明確にしておきます。グラフでは横軸、縦軸が何を意味するのかがわかるように変数名や単位を明記します。

　表や図に示したことは本文でも記載しなければなりません。「図1のとおりである」などと省略してはいけません。表や図と本文中の数字、%などの誤りや資料番号のミスがないようによく点検してください。

Ⓒ 図表タイトル

　図や表のタイトルは長くなっても具体的に書く必要があります。つまり、そのタイトルを見ただけで何が示されているのか、どんな関係が示されているのかがわかるように書きます。何を表すのか、どこのもので、いつのものであるかを含んだ表現にします。表のタイトルは表の上、図のタイトルは図の下に書き（図と表の区別を示します）、表1、表2、表3…、図1、図2、図3… など、通し番号をつけます。

　表の場合、表側（**表 18** の行の見出し、年代）、表頭（**表 18** の列の見出し、精神健康得点の欄）に何をもってくるかを考えて作成し、表側と表頭との関係が明らかにされていなければなりません。

例 図表の作成

表18 看護師の年代別精神健康得点（GHQ）の３群比較　N=334（%）

年代 ＼ GHQ	精神健康得点（GHQ）		
	高得点群	中得点群	低得点群
20代（n=48）	38（79.2）	6（12.5）	4（8.3）
30代（n=96）	70（72.9）	16（16.7）	10（10.4）
40代（n=88）	18（20.5）	42（47.7）	28（31.8）
50代（n=65）	18（27.7）	21（32.3）	26（40）
60代（n=37）	28（75.7）	4（10.8）	5（13.5）
計　334	172（51.5）	89（26.6）	73（21.9）

＊GHQ得点が高いほどストレスが高いことを意味する。
＊独立変数（看護師の年代）を表側（縦軸）に、従属変数（GHQ得点別度数）を表頭（横軸）にする。
＊この病院の看護師334名の半分以上の人のストレスが高いことがわかる。とくに若い看護師と60歳代以上が高い。

4 結果のみを書き、説明、解釈などを結果に入れない

　研究結果には説明や解釈、意見を入れないのが原則です。しかし、数値のみを表すのではなく、得られた結果の基本的な解釈をすることは許されています。これは考察までその数値を覚えていられないことがあるからです。図表を効果的に用い、研究結果を簡潔明瞭に示すことができれば、結果の記述は案外短くなることが多いと思います。

　論文は研究計画書と異なり実際の研究がすんだあとにまとめるものですから、研究結果と研究方法は過去形で書くのがつねです。

5 先行研究との比較

　今回の研究で得られた結果と先行研究との関連を示します。これは次の「考察」の項でその理由や解釈を述べるうえで必要となります。研究結果が同じ傾向であったのか、あるいは異なる結果であったのかは研究の独創性にかかわる問題です。

6 結果の具体的な提示方法

　研究結果を具体的に何から書き始めたらよいかは、初心者にとっては迷うところです。すなわちどんな順序でどんな点を強調すべきかを考える必要があります。

　一般的には次のような書き方が多いようです。

①はじめは研究結果の全体像を提示し、その後、部分を書いていきます。また、はじめに研究経過を書き、その過程を経てどのような成果を得たかを述べるタイプもあります。

②各項目の結果の示し方としては、まず基本的な結果を示し、次に詳細に述べていきます。

　研究者は成果を早く示したいものですが、総論から各論、基本から応用といった研究結果の全体的な流れにそって重要な図や表を示し、その結果に対応して統計的検定結果と

有意水準を示すと、研究に携わっていない読者の理解が得られやすくなります。

③研究結果の記述は調査や実験を行った順序どおりに行う必要はありません。研究結果が読む人の頭のなかで論理的に展開され、自然に結論が導き出されるように調整して書くほうがよいでしょう。

④研究結果が複雑でいくつかの部分に分かれる場合は、わかりやすくするために全体構成を示すとよいでしょう。

例　研究結果の書き出し

●結果は3つの部分に分かれる。第1は病棟看護師の行動であり、第2は外来看護師の行動、第3は手術室の看護師の行動結果を述べる。

例　研究結果

●まず1）で自己教育力全体の総得点を述べ、次にその部分としての2）3）の結果を述べている。

「保健看護学科初年次教育の効果と課題—自己教育力と自己管理能力の側面から」[55]

4. 結果

　4.1 対象者の基本属性

　　　調査票の回収は初回114名、2回目は110名、回収率93%。データに欠損値のない84名を分析対象とした。性別は男性12名（14.3%）、女性72名（85.7%）であった。年齢は〜（中略）。

　4.2 自己教育力

　1）スタートアップセミナー前後の総得点・因子別得点比較（表）

　　　自己教育力の総得点と因子別総合得点を表に示した。セミナー前後において有意差は認められなかった。しかし、因子別得点では〜（中略)について有意差を認めた。(中略)

　2）項目別比較（表）

　　（中略）

　3）総得点3群間の比較

　　（中略）

考察の書き方

1 考察のねらい

　考察（discussion）は論理の展開においてもっとも重要な部分です。ここでは研究目的に照らし合わせた考察をまとめます。つまり、当初に述べた研究課題（問題）と研究結果とを関連づけて吟味することが中心になります。つまり、結果を解釈しそこから知見を引き出すことがねらいです。

　考察を書くことは論文のなかでもっとも難しい部分です。アメリカ心理学会（APA）「出版マニュアル」には、次の質問に答えながら考察を書いていけば、まちがえることはないと述べられています[21]。

①いったい何がわかったのか？

②最初に掲げた問題を解決するのに私の研究はどの程度役立つのか？

③私の研究からどんな結論や理論とのかかわりが導き出せるのか？

2 考察の作業

Ⓐ 考察は序論と結果（成績）から出発する

　考察の書き出しは研究結果（成績）の全体像を論じ、看護の心得的な説教や「〜あるべき」といった論述にならないようにします。

例 序論と結果から考察する

●まず、結果を述べ、次にその理由や意味することを述べる。

「保健看護学科初年次教育の効果と課題—自己教育力と自己管理能力の側面から」[56]

5. 考察

5.1 初年次教育が自己教育力に与える影響

　　自己教育力の調査では、スタートアップセミナー前後で有意に上昇した因子は「Ⅲ 学習の技能と基盤」であった。これは本セミナーでの学びのスキルや、討論学習の成果と考えられる。具体的にはグループワークなどにおいて〜（中略）。

5.2 自己管理能力への効果

　　自己管理能力総得点において、セミナー前後で有意差は認められなかった。大学という新しい環境に適応〜（中略）。

Ⓑ 研究結果の意味を探る

　結果は何を意味し、なぜそうなるのか、その要因を先行研究結果と比較しながら述べます。つまり、実施した看護ケアの結果や実験結果全体を振り返り、得られた成果や望まし

くない結果について、それぞれなぜよかったか、あるいはなぜうまくいかなかったか、その要因を他の研究と比較し、どこに問題があったかなどの解釈・意味づけをします。論文の価値は、「結果」と「考察」がどのように関連づけられているかによって決まります。

　得られた結果のパターンが既存のいかなる理論によって説明可能なのか、その結果どのような領域の研究と関連する可能性があるのかなども検討すると、意義深いものとなります。研究の対象者の性質から考えて、どの範囲まで研究結果を一般化することが可能なのか、実践的な問題にどのように適用できる可能性があるのかなどについて検討します。

例 **研究結果の意味を探る考察**

●先行研究の結果と同じ結果を得たことを述べている部分と先行研究とは異なった結果になったためその見解を述べている部分がある。

「看護職のストレスマネジメントに関する研究－ストレス・ストレスコーピング尺度（SSCQ）の看護職への適用」[57]

Ⅳ　考察

SSCQ-N 版の構造

　本研究により原版 10 下位尺度 153 項目の質問紙から 15 下位尺度 123 項目からなる SSCQ 看護職用版が作成された。（中略）

　本尺度は個人の性格「TypeA」とストレスとの関連を明らかにした報告と同様の結果を得た。理論的解釈と一致した方向を示している。（中略）

　一方、「ソーシャルサポート」のように従来から有意な差が報告されている因子で有意差が認められなかったことはコーピングの持つ複雑な要因が考えられる。つまり、コーピングは従来から言われているように、個人の自我の強さや過去の経験などの影響されるので、その方法は個別的である。したがって、ある人にとっては有効なコーピングも他の人にとっては有効でない場合があるといった複雑さが関係していると思われる。（中略）

Ⓒ 問題解決への自分の考え

　次に別の要素として、その研究課題に対するあり方、考え方（本来どうあったらよいか）について、自分の考え方を述べることが必要です。

Ⓓ 理論や実践との関連

　研究結果が従来の理論や考え方にどのような役割を果たすのか、研究結果が従来の考えとどう違うのか、まったく同じなのか、看護の実践や理論にどのように役立つかを述べます。

　今回の研究結果をよりどころとしてさらにどのように発展していくかをまとめます。今後に残された課題を示してもよいでしょう。

　考察とは「自己検証であり、立場を変えて自分の研究成果を眺め、批判してみる」といわれるように、これまでの研究成果と比較したり、研究目的や意義と照合する作業が必要です。たとえば、以下の点について考えを深めてみましょう。

①今回の研究結果は、従来の理論や知見がまったく正しいということを検証するものであるのか、それとも一部修正を求めるものであるのか？

②従来の理論や概念は根本的に見直す必要があるのか？

③まったく新しい知識となるのか？

例　理論や実践と関連する考察

●理論との関連や教育と実践への貢献が述べられている。

「看護業務遂行過程におけるタイムマネジメントの思考要素探索－病棟勤務看護師の実践からの分析」[58]

2. タイムマネジメントのスキル教育の可能性（理論や実践との関連）

　以上、看護師は日々の看護活動において、これまでに修得した知識や技術、態度とともに自らの内面に築き上げた具体的なタイムマネジメント方法を用いて業務を遂行している実態が明らかになった。（中略）

　抽出された4カテゴリー、13サブカテゴリーの内容をスキル（技術）といった観点からみると経営学における「時間管理の原則」「業務の組織化」といった手法に通ずるものがある。

　これらの手法を応用することで、状況特性に合わせたタイムマネジメントの仕方などの言語化した教育が可能であり、そのうえで経験を積むことで、タイムマネジメント能力を高めることが期待できる。（中略）

E 仮説と結果との関連

　仮説は検証されたのか、されなかった場合はその理由を示します。

F 研究の限界、問題点

　一般化するうえでの問題、研究方法の振り返りをまとめます。また、研究結果は状況や対象など、限定的に適用でき、一般化まで至らないことがあります。どの範囲まで結果を一般化できるのか、その限界を示します。

G これからの研究の展望

　どのような問題が未解決のまま残されていて、それは今後どのような方向で研究することで解決可能なのかなど、未解決な問題や将来の研究を示唆します。

3 結果にないことは考察できない

　研究結果にもとづかない推論、事実を超えた判断をしてはいけません。結果を過大に評

価しすぎて、考察が飛躍しすぎないように気をつけてください。また、説得、説教、あるべき論にならないようにしましょう。

　考察は細部をくわしく論じすぎても興味を失わせることになります。短い論文の場合など、結果と考察をいっしょに論じたほうがわかりやすい場合もあります。ただし、原則的には結果と考察は別に扱ったほうがいいでしょう。

結論の書き方

　結論（conclusion）は考察から得られた結論を序論と対応させて記述します。つまり、序論で述べた問題意識や研究目的の答えがどうなったかを述べる部分です。研究での知見、その学問的・実践的意義、将来の展望などの重要な内容を簡潔に記述します。箇条書きにするとわかりやすくなります。結果と重複する部分がありますが、結果のように詳細を書く必要はありません。重要なことのみを簡潔に書きます。あるいは研究結果を研究史から見て意義のある知見に焦点化し、さらに結論の社会的意義を示してもよいでしょう。

　結論を「総括」あるいは「まとめ」として書く場合もあります。

例 結論

「看護業務遂行過程におけるタイムマネジメントの思考要素探索－病棟勤務看護師の実践からの分析」[58]

Ⅶ　結論

本研究を通して以下のことが明らかにされた。
1. 病棟で働く看護師の業務遂行過程におけるタイムマネジメントの思考要素は4カテゴリー、13サブカテゴリーが抽出された。カテゴリーは「患者の経過にとっての優先性」「チーム活動の円滑化」～（中略）
2. （中略）これらの結果は新人看護師や経験の浅い看護師の指導に貢献できる資料となることが示唆された。（中略）

結語（おわりに）の書き方

　結語（acknowledgment）として、研究の過程を振り返り、研究経過、苦労した点、謝辞などを書く場合があります。しかし、科学論文では、必須項目ではありません。

文献リストの書き方

　文献はその研究の学問的根拠を示すといわれる大切な部分です。どのような文献を用いているかが、その研究の信頼性を左右することになります。よって重要な文献、基本的な文献を落とさないようにあげる必要があります。

　以下に一般的な書き方を示します。

1 投稿する場合

　出版社や学会の執筆規定に従います。投稿する雑誌によってかならずしも一様ではありません。著者名などは雑誌によっては全員記載することが必要であったり、論文の筆頭著者のみを書き、あとは「他」「ら」などの表現でよい場合もあります。

2 一般的な書き方

　引用順に書く方法と著者名のアルファベット順に書く方法があります。一般的には以下のように要素を並べます。ウェブから得た内容はアクセス年月日も記載します。読者がその内容を知ることができるようにするためです。

【書籍】著者名：書名. 版. 発行所，ページ，発行年.

【雑誌】執筆者名（全員あるいは3名程度）：論文名. 掲載誌. 巻（号），ページ，発行年.

【ウェブ】著者名（発行年），タイトル（サイト名），<URL>，（アクセス年月日）.

例 ウェブ上の参考文献の表記

<http://www.biodic.go.jp/gankamo/gankamo_top.html> (2015年10月16日アクセス)

　論文作成における具体的な表記方法の基準について、APA（アメリカ心理学会）による基準を紹介します[21]。ただし、論文の**投稿雑誌によって規定が異なる**ので、初めに確認しておく必要があります。

Ⓐ 本文中の引用文献の記載について

　研究を裏付けるために本文中に引用文献を表記する際には、本文中に、著者の姓と、年号を括弧内に入れて表示します。例：○○○○（清水，2018）。

Ⓑ 異なる複数の諭文を同一箇所で引用する場合

　同一箇所で引用する場合は、同じ括弧の中に筆頭者の姓のアルファベット順に文献を並べ、セミコロンで文献を区切ります。例：（木戸，2015；田中，2018；清水，2019）。

Ⓒ 複数の著者による単独の論文の場合

　著者が2名の場合は常に両方の姓を記載します。例：（加藤，秋田，2018）

　著者が3～5名の場合は文献の初出の時点ですべての著者名を表記し、以降の引用では

最初の著者名の後に「他（et.al.）」を付けます。

　著者が 6 名以上の場合は、筆頭者の姓だけを記載し「他（et.al.）」で締めくくります。ただし、文献リストには最初の 6 人の著者の氏名を記載し、以降の著者は「他（et.al.）で締めくくります。

Ⓓ 翻訳書の場合

　原著者名：書名（版），原著の発行年，翻訳者名，日本語の書名（版），発行所，頁，翻訳書の発行年。例：Richard S Lazarus Susan Folkman: Stress, Appraisal, and Coping,1984, 本明寛，春木豊，織田正美監訳，ストレスの心理学，実務教育出版，143-145，1991

Ⓔ Web サイト中の記事

　著者名,Web ページのタイトル,Web サイトの名称〈更新日付 URL〉（アクセス日）。例：厚生労働省（1994）. 職場における腰痛予防対策指針〈https://www.mhlw.go.jp/stf/houdou/2r98520000034et4-att/2r98520000034pjn_1.pdf〉（2018 年 10 月 21 日）

Ⓕ その他

　一つの論文が 2 行以上にわたるときは、2 行目以後は左端を 2 文字下げて書きます。

　例：舟島なをみ. 質的研究への挑戦，

　　　医学書院，東京，42-65，2012

要約（要旨）の書き方

1 要約（要旨）とは

　要約は論文が完成してから書きます。英語でアブストラクト（abstract）といい、論文の内容がこれを見ればわかるように短くまとめたものです。200 〜 300 字程度にまとめます。修士論文などでは 1 ページにわたることもありますが、一般的には重要な内容を簡潔に書きます。通常最低限書くことは、研究目的、方法の概略、おもな結果、結論です。いずれも本文にないことは書いてはいけません。結論をさらに整理して簡潔に書くとよいでしょう。

例 **要約①**

「看護業務遂行過程におけるタイムマネジメントの思考要素探索－病棟勤務看護師の実践からの分析」[58]

　本研究の目的は、医療施設で働く病棟勤務看護師の日々の業務におけるタイムマネジメントの実態を調査し、その際の思考要素を探索することである。対象は大学病院の脳神経外科病棟に勤務する看護師5名で、データ収集は半構成的面接法を用いた。分析の結果、タイムマネジメントの思考要素として「患者の経過にとっての優先性」「チーム活動の円滑化」「効果的なケアの提供」「業務の効率化」の4カテゴリーと13のサブカテゴリーが抽出された。経験の浅い看護師へのタイムマネジメントの十分な指導が必要であることが示唆された。

(250字以内)

例 **要約②**

「某公立病院看護師の精神健康度およびストレス対処行動についての検討」[53]

　某公立病院看護師の精神健康状態とストレス対処行動の問題を検討するために230名の看護師を対象に自記式質問紙調査を行った。GHQ60およびSSCQによる評価ではストレッサーおよびストレス評価尺度での高得点者が多くいることがわかった。GHQでは卒後1～2年の看護師、看護師長、手術室および外来勤務の看護師の精神健康度が低い傾向を示した。SSCQでの高得点者は卒後5年未満と当院で仕事の中心的な存在となっている卒後10年以上の者に多かった。

　本調査で特徴的なことは、GHQ調査で精神健康度が高い者のなかにもストレス対処行動において高得点者、つまりストレス予備軍を発見できたことである。以上より、職場の健康管理において職場環境及び労働条件、勤務配置、卒後教育などの配慮が必要であるとともに、看護師自身が自らの健康状態やストレスを自覚し、主体的な健康行動をとることが重要であると考えられた。

(400字以内)

抄録の書き方

　抄録は学会発表や論文を投稿する際に必要となります。

　抄録をどのような様式で書くかは学会によって文字数、段組などが異なるので各学会の規定に従って書くことが必要となります。

1 抄録とは

　抄録とは論文内容の概要や重点を簡潔にまとめたものです。通常、論文の最初もしくは最後に書かれます。

2 抄録の書き方

　抄録の基本的な書き方のルールには、次のようなものがあります。

①研究目的、方法、結果、結論を含めて書きます。通常 400 字前後でまとめます。

②文章のスタイルは過去形で書きます。

③書き方のスタイルは報知的なものと、重点を箇条書きおよび項目別に書くものがあります。報知的とは研究目的から結論までの一連の流れを文章で続けて書く方法です。

例 抄録の具体例①

臨地実習指導方法の開発

第 1 報　看護学生の実習感情調査

○○○△枝　　○○△△子
◎◎◎大学

[研究目的]

　人間の楽しみや不安等の感情は動機づけや判断といった個人の認知過程に影響を及ぼすことが知られている。したがって、看護学生が行う臨地実習においても学生の感情状態に着目したサポートをすることで個々の学生の内面をとらえた指導が可能であると考える。本稿では臨地実習に伴う肯定的感情と否定的感情を同時にとらえる堤が開発した日本版 CSQ を用いて、初回実習における学生のストレス感情の様相を調査し、学生の個別な状況に応じた指導方法を検討する資料を得ることを目的とした。

[研究方法]

　対象は、本学看護学科 1 年生 21 名。調査期間は、平成 16 ～ 17 年度の基礎看護学実習 I の期間中 5 日間。データ収集方法：学生の感情状態は日本版 CSQ（鹿大版 CSQ、脅威、挑戦、有害の 3 カテゴリー）17 項目とその具体的な内容および自由記述欄とで調査した。実習開始日から 5 日間、毎日実習終了後に調査用紙を記入してもらい、担当教員がその日のうちに回収した。倫理的配慮として、調査の意図およびプライバシー保持、記名式であることを説明し、了解が得られた学生のみを対象とした。感情状態の分析はカテゴリーごとに得点を集計し（5 段階評定尺度、0 → 4 点）t 検定をした（p<0.05）。自由記述欄は実習経過ごとに内容をまとめ検討した。

[結果および考察]

　学生のストレス感情の平均得点は「脅威」では実習1日目2.17±0.69、5日目1.76±0.91
と、実習日数とともに得点が低くなり(p<0.05)、「挑戦」では1日目2.76±0.61、4日目2.90
±0.70、5日目2.76±0.77と高くなった。しかし、挫折感等の「有害」の得点は1日目0.35
±0.58、4日目0.59±0.78、5日目0.44±0.76と低くはならなかった。「有害」感情が
高くなったのは実習2日目と4日目であった。具体的な内容を見るといずれも患者へのケア
を初めて経験し、自己の未熟さの自覚やケアがうまくできなかったりしたことからくるもの、
付き添いの家族との関係、患者の病状によるものであった。

　また、燃えてくる、意欲がある等の「挑戦」得点が高い者であっても現実に直面し、びく
びくする等の「脅威」得点が高くなっていく者や、患者から感謝されたといった肯定的な評
価により「挑戦」得点が高くなった者もいた。学生が受け持つ患者の年齢、病状等はさまざ
まであるが、実習に対する脅威や有害感情を減少できるような指導者の援助が必要である。

[結論]

　以上より、臨地実習における学生の体験はさまざまな感情を生起させ、学ぶ意欲や姿勢に
影響していることが明らかになった。したがって学生一人ひとりの状況をよく把握し、指導
にあたることが必要である。

　また、学生の内面を把握する手段として、今回使用した感情調査票が有用であることが示
唆された。

例 抄録の具体例②

病棟勤務看護師が認知するタイムマネジメト阻害要因の検討 [43]

〇〇〇△子　〇〇△美　〇△△子
〇〇〇大学 看護学部 看護学科

[研究目的]

　病棟勤務の看護師にとって、日々の役割遂行におけるタイムマネジメントは重要である。
しかしながら、その過程では困難な状況が生じ、円滑なタイムマネジメントを阻害している
現状がある。本研究は、看護師が認知するタイムマネジメントにおける困難な状況を明らか
にし、対応可能性を検討することである。

[研究方法]

　対象は某県主催の臨床実習指導者研修受講者53名。あらかじめ主催者に了解を得て調査
票を配布して、2週間後に専用のボックスに提出を求めた。

調査内容は対象の属性（年齢、性、臨床経験年数、看護方式等）、タイムマネジメントの計画
および調整における困難なこと。分析方法は調査用紙に記載された内容を整理し、類似性、
関連性を解釈してコードをまとめ、内容の抽象度を高め、カテゴリー化した。そのうえでこ

れらを「タイムマネジメントの阻害要因」として内容の特徴からその性質を分類し、対応策を検討した。

　倫理的配慮として、事前に講習会主催者の承認と研究者所属の倫理委員会の承認を受けて行った（承認番号：○○○）。調査内容の回収をもって研究に同意が得られたものとした。

[結果]

　対象者の属性は、臨床経験年数6年以上の者が94%で、看護単位の種類は一般病棟（内科系・外科系）が約70%であった。タイムマネジメントの阻害要因は7カテゴリー21サブカテゴリーであった。カテゴリーは【看護業務以外の業務の調整】【看護力と業務量のアンバランス】【患者の要望に応えられない余裕のなさ】【業務調整の複雑さ】【後輩支援に伴う業務遂行時間の不足】【他職種との調整】【看護チームメンバー間の調整】。サブカテゴリーは〔業務量が多い〕〔予定時間の変更・時間未定〕〔予定外の事態〕〔後輩のフォロー〕等であった。

[考察]

　抽出された内容は個人及び組織の目標を達成するために「時間」を有効的に活用するための課題を示している。阻害要因の分析では、個人の努力や指導により解決可能な要因と他職種及び組織の中で検討が必要な要因が存在していた。今後の課題は個人の成長を促すための方策と組織における改善策を検討することで、看護師のストレス低減、看護の質向上に資することである。

6 研究発表について

わかりやすく　ストーリー
時間厳守　発表態度

　論文の作成が終了したら研究成果の発表を行います。発表は卒業研究、学会発表等があります。看護研究の場合、院内発表会として研究の成果を発表し、明らかになったことを臨床現場に活かす努力がなされます。

　なお、学会とは研究者が一つの場に集まって、お互いに研究成果を発表しあい、その内容について議論しあったりする会です。発表形式は、口頭発表とポスター発表（示説）があります。

発表・学会発表の意義・目的

①自分の研究成果を知ってもらう。

②他の研究者との議論ができ、研究内容をさらに発展させることが可能になる。

③発表することで発表者自身が成長する。

④発表会における質疑応答により、他の研究者からの多様な知見が得られ、論文や申請書を通しやすくすることができる。

⑤自分の業績になる。

⑥発表が一つのきっかけになって、研究のモチベーションが上がる。

⑦研究者間の交流が可能になる。

発表会に臨む留意事項

　初めて学会等で発表をするときは緊張や、うまく伝わるかといった不安があるものです。しかし、発表前に準備をしっかりしておくことで、それらは軽減できるはずです。ここでは発表内容や発表態度等に関し、知っておくとよい留意事項を挙げておきます（表19）。

1 理解しやすくする工夫

　初めて研究発表を聞く人や門外の人であっても、理解できるように工夫することが必要です。限られた時間内にわかりやすく発表するには、

①わかりやすい内容の構成と流れを意識する。

②資料（スライドなど）はひと目で伝えたい内容がわかるようにする。

③スライドの文字や図の大きさ、色を適切にする。あいまいな色は鮮明さを欠く。

④発表時の間を考える。

2 強調すべき部分を考える

　　参加者がその分野の研究者が多い場合は、研究の背景は簡潔にし、結果を強調します。あるいは初心者が多い場合は、研究の背景や研究目的を強調するなど考慮します。

3 ストーリーにすると伝わりやすい

　　発表は物語だという人がいます。発表原稿の内容は、ストーリーになっていると聞き手に伝わりやすくなります。学会における発表では通常は研究目的、研究方法、結果、考察といった構成で発表されます。それはこのようなストーリーになっています。

①世の中、あるいは看護の○○領域においてはこのような問題がある。

②この問題を解決することは重要であり、社会的な○○の意義がある。

③これまでにはこの問題に関する研究は○○○のようにされているが、○○の問題は未解決である。

④そこで問題解決のためにこのような方法や実験を提案する。

⑤その結果、このような効果が得られた。

⑥今後、この研究を更に発展するにはこのような課題がある。

4 発表時間を厳守する

発表原稿を整理し、時間内に終わるようにすることが重要です。

5 質問への対応

①質問者に感謝の言葉を添え（自分の研究をしっかり聴いてくれた等）、質問には短く回答します。長々と回答していると明確さが失われます。

②立場を明確にして、一貫性を守ります。質問に対して説明する場合の立場が揺らぐと説得力を欠くことになります。立場が明確でなければ主張は響かなくなってしまいます。

6 発表態度

①服装は華美でなく、学会発表にふさわしい服装にします。ジャケットやスーツで臨むこ

表19　発表の準備

1. 発表の要旨をまとめる→指導者のアドバイスを受けるとよい。 例：研究の背景・目的、研究方法、結果、考察
2. スライドの原案を作成する（スライドにする内容を検討する）。 ・フォント：見やすいフォントを選ぶ。和文の場合はメイリオがよい。 ・色：多色を使うのはかえってわかりづらくなるので3色をめどにする。 ・文字の大きさ：小さくても24ポイント以上がわかりやすい。
3. 発表原稿を作成する ・行間を広く取り、修正加筆ができるようにしておくとよい。 ・時間内に内容を収めるためには原稿用紙何枚程度になるかを計算する。アナウンサーの話し方では、1分間300字程度とされる。
4. 発表の練習をする ・発表所要時間を測り、内容の調整をする。 ・指導者等に参加を依頼する。

とが望ましいでしょう。

②事前に発表の練習をし、指導者や先輩等からアドバイスを受けるようにします。

③姿勢は背筋をしっかり伸ばして立ち、ピシッとした姿勢を保つ。くにゃくにゃしているのはみっともなく映ります。

④言葉は明瞭に、かつ、適切な間をあけるとわかりやすく聞こえます。

⑤発表原稿は見ないで、フロアのほうを見て発表します（原稿はときどき見る程度）。研究内容は本人が一番よく知っているはずですから、原稿を見ないで発表をすることが必要です。

「研究をまとめる」前に「論理的な文章が書ける」ようになる

課題レポートの書き方

この章のねらい

第3章では研究論文の書き方について述べてきました。第4章では研究論文とまでいきませんが、感想文や作文とは異なる一定の論理性と自分の考えを求められる課題レポートについてくわしくまとめました。

レポートに求められる要件や書くまでの具体的な準備や手順は、研究論文を書く際におおいに役立ちます。レポートで何をどのように書くのかといったことが、研究におけるテーマの設定や切り口（観点）を決めるのと類似していることや、何を調べればよいかという探求活動、あるいはまとめ方の論理性などに共通点が多いからです。

講義や研修における課題レポートの書き方を体得しておくことは、今後研究論文を執筆する際の素地となります。そして課題レポートや研究論文など、論理的な文章を書くことがこわくない自分を見つけることができるでしょう。

1 レポートとは何か

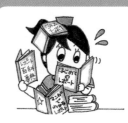

はじめに

　今日、レポートは中学、高校、大学ならなおさら、すでに社会に出た人たちであっても書く機会が多くなりました。それは社会が進歩し、情報があふれる時代になり、これまでの受け身の姿勢ではなく、主体的・能動的に生きる力が要求されるようになってきたからです。

　つまり、自分でテーマを見つけ、資料を調べたり、観察してそれをレポートにまとめるといった、自主的な学習態度や姿勢が重要になるのです。書くことにより、これまでの理解をより深くし、思考の整理ができます。また、新たな発見に出会い、創造の喜びや学問に興味がもてるようになります。できあがったレポートはその人個人の評価にもなりますから中学や高校のときに書いた作文や感想文とレポートとでは大きな違いがあることを自覚する必要があります。

　第4章ではレポートの書き方の基本および方法を具体的に解説していきます。なお、レポートには自然科学系、経済・経営学系など学問分野に合った形式や体裁がありますが、ここでは一般的なレポートの書き方を参考に、看護学系のみなさんに役立つように説明していきます。

レポートの定義

　レポート（report）とは『広辞苑』によれば、「①報告、報道、②報告書、学術研究報告書」とあります。つまり、レポートとは報告書のことで、調べた資料や情報をまとめて他人に知らせるためのものを言います。作文や感想文とは異なります。

　具体的には、ある問題・課題を明らかにするために文献、資料収集（講義ノート、教科書、論文など）、観察、インタビューなどの調査をし、その結果を分析、整理したものを言います。「調査報告書」「研究報告書」といったかたちなります[59]。論理性や実証性を前提に知的に説得できる文章を書くという点で、論文とも共通します。

　学校の授業などで出されるレポートは次にあげられているレポートの種類のなかの「単位レポート」にあたります。レポートの初歩的なものですが、単に資料の内容を整理したのみではレポートとは言えません。

レポートの種類

　レポートの種類をどのように分類するかは多様なかたちがありますが、ここではみなさんにわかりやすい安藤の分類[61]を紹介します（**表20**）。

　表中の講義レポートは、安藤の分類に著者が独自に加えたもので、看護系の学校における講義や演習、または看護職の人たちが受ける研修などで出される課題レポートにあたります。これを宮内[61]は思考レポートと言っています。

表20　レポート・論文の種類（文献60をもとに筆者作成）

A　小論文（入試などで出題される）
B　単位レポート 　①文献批評レポート 　②研究レポート　課題レポート 　　　　　　　　　実験レポート 　③講義レポート
C　研究論文 　①ゼミ論文、卒業論文 　②修士論文、博士論文 　③その他の研究論文

レポート作成の意義

　なぜレポートを書くのでしょうか？

　レポートは**表20**のようにいろいろな場面で提出が求められます。講義や研修、実習あるいは就職後の職場などで提出が求められます。レポートを書くことの意義や効果として、以下のことが考えられます。

①学びや思考を整理することができ、知識を広めることができる。

②レポートを書くことによって学習を深め、自らの新たな発見があり、学問に興味をもつことができる。

③レポートの提出によって、学習成果の評価を受け、今後の課題を見いだし、学習意欲を高めることができる。

講義レポート作成の意義

　みなさんが受けた授業や研修などで出されるレポート課題はどのような意図で出されて

いるのでしょう？ 単に内容の理解度や学習成果を評価するためだけではありません。内容の理解とともに講義以外の資料を集めて理解を深めたり、興味・関心事、あるいは疑問に思っていることを探求しているか、自分の考え・主張をもっているか、論理的な記述ができるかどうかを見るものです。

　したがって、レポートとは内容の理解と主体的な学習態度や探求心を高め、新しいことを創造したり、問題を解決する力をつけるためのものなのです。レポートを書くという課題はそのような能力の訓練になります。筆者も研修などの講義を依頼されたとき、講義後に課題レポートを課していますが、このような評価の観点をもって行っています。

大学での学び方

　今日、看護系大学が増加してきましたが、大学での学びは既存の知識・技術の習得のみではなく、新たな事実や真理の探求に重点が置かれています。

　大学で学ぶ意義は、「疑問」に対して、深く多面的に考え、「解答」を探求し、創造していくことにあります。このことは、高校時代の学習とは異なり、受け身的な態度から自主的・自律的な学習姿勢に転換することが求められているのです。

　看護系大学においても同様で、「大学における看護系人材養成の在り方に関する検討会」報告[62]にあるように学士課程における人材養成のめざすものとして「創造的思考力」「看護の質向上に資する研究能力」の基礎を育成するといったことが公表されています。つまり「看護」を学ぶのではなく、「看護学」という学問を学ぶのです。当然のことながら前述のように、自ら考え、探求する能動的な取り組みが必要になります。

2 レポートの構想を練る

レポートが書けないのはなぜ?

　よく「レポートが書けない」「書き方がわからない」といったことを耳にしますが、それはなぜでしょう? 文章を書くには書く意欲も必要ですが、「何を書くのか」がはっきりしていない場合が多いようです。「何を書くのか」がはっきりしていれば、「どのように書くか」という方法へとつながります。

　「何をどのような視点から取り上げたらよいか」「書くことをどのように発見するか」を見つけるにはちょっとしたコツがあります。以下にそのコツを列挙します。「レポート構想シート (**レポートワークシート1**)」**(図7)**を活用して自分の頭に浮かんでいることを可視化(見えるように)してみると、書きやすくなるでしょう。

レポート課題

A 書くテーマを決める、テーマの焦点を絞る

① テーマを洗い出す、焦点を絞る。
　a) まずテーマに含まれる要素を書き出す。

　b) 興味や関心のあること、疑問や問題を感じること、もっと調べたいと思ったことを中心に絞る。

　c) テーマを深める問いをする。
　　「いつ」「だれが」「どこで」

B 資料収集

② 用語の定義を調べる。

③ 決めたテーマ、絞った焦点について調べる。
　参考論文、講義資料、新聞記事など、何からどのようなことを調べるのか。

④ 文献情報
　上記の資料の書誌情報を記録する。

図7　レポート構想シート (レポートワークシート1)

テーマ（ネタ）を発見する３つの方法

　　何を書くかがまったく浮かばない人は次の３点を順に試みると書きたいことがはっきりしてきます。

①テーマを洗い出す。

②テーマについて感じることを列挙する。

③テーマについて問いかけてみる。

1 テーマを洗い出す

　　書くためのテーマ・問題（ネタ）を見つけるには題材の洗い出し作業をします。以下の項目を参考に考えてみてください。自分が書きたいテーマが見つかるでしょう。

　　学校の講義は内容とともに自分なりの疑問や問題を見つけるよい機会です。漫然と聞き流すのではなく、集中して疑問をもちながら聞く姿勢が必要です。先生がみなさんに問いかけたり、問題点を示したりするのは考えるための刺激を与えていることになります。

①最近、あるいは過去に困ったこと、悲しかったこと。

②感動したこと、うれしかったこと。

③講義などで疑問に思ったこと、関心をもったこと。

④こうしたい、もっと知りたいと思ったこと。

⑤社会（医療・看護の現場など）で問題になっていること。

⑥自分の周りの生活や社会で気になること。

⑦人があまりやっていないこと。

例 生活や社会を見回して題材を探る

洗剤、冷蔵庫、ゴミの分別、入浴、通勤電車、ペット、マイナンバー制度、いじめ、高齢者虐待、介護殺人、介護福祉士の待遇

例 人があまりやっていない題材を探る

●特産物の歴史

●地元の風習

●ナースキャップ廃止

●看護師のコミュニケーションスタイル

2 テーマについて思いつくことを列挙する

　テーマを洗い出したら、そのネタに関して思いつくことや疑問を書き出します。レポート課題としてテーマが与えられている場合は焦点（観点）を絞るため、まずテーマに含まれる要素を書き出します。興味や関心のあること、疑問や問題を感じること、もっと調べたいと思ったことなどを中心に絞ります。これが、書く題材になっていきます。テーマから書く題材を考えるとき、以下の項目を参考にしてください。

①人があまり知らないことはないか。

②知っておくとよい知識はないか、知りたいことはないか。

③常識や通用している知識とは異なる事実や考え方はないか。

④人から質問されたこと、わからず困っていることはないか。

⑤見つけたテーマ（ネタ）に含まれる要素を分類する。

例 テーマについて思いつくことを列挙する

【テーマ】ペットとしてのネコ

ネコのエサ、ネコの鳴き声、ネコの種類、ネコの起源、ネコの特徴、ネコの性質、ネコの能力、ネコは人間にどう役立つか、ネコが好きかイヌが好きか

例 テーマについて要素を書き出す

【テーマ】心理学的ストレス理論と看護活動の関連について、あなたの考えを論じなさい。

①理論の概要説明

②心理学的ストレス理論のメカニズムと理論の発展過程

③理論の適用例および看護分野で研究されていること（文献検討）

④適用可能な患者像、看護活動を考える。

⑤どのような看護活動に活用するか。実習経験から適用する看護場面を考える。

3 テーマについて問いかけてみる

　さらに洗い出したテーマについて、以下の問いをもつことで（研究的思考）、探索的、研究的な書きたいことが見えてきます。

①「どうなっているのか」

　「ほんとうにそうなのか」

②「なぜそうなのか」

　このような問いをすることで①の問いは現状をよく見たり、調べることにつながり、②

の問いは原因や要因を探すこととなり、主体的な取り組みが生まれてきます。このような問いの答えを考えたり、予測したら、さらにその答えに対して①②の問いを繰り返すとテーマが深まってくるはずです。

　さらに問いを深めるには①に対して、「いつ」「だれが」「どこで」という問いに置き換えてみると、いろいろな側面（視点）の問いが発生し、多面的にとらえることが可能になります[61]。

レポートを書くまでの思考手順

　ここではテーマ（ネタ）を発見する3つの方法を使って、学生が課題に対してレポートを書くまでにどのような思考手順をたどったか示してみます。

　「在宅看護論」のレポート課題は「高齢者の介護問題－高齢者が高齢者を介護していることが多い」です。この課題に対して深く理解するために焦点を絞り、自分の関心のあるテーマを導きだすために次のような思考手順をふんでいます。

1 問いかけ「どうなっているか」

A これは本当か？ 実際にはどうなっているのか？

1）いつ？

　5年前、10年前はどうだったのか？

2）だれが？

　男性か？ 女性か？ 妻か？ 夫か？ 娘か？

3）どこで？

　日本で？ 外国で？ 東海地方で？ 愛知県で？ 都会で？ 地方で？

B 介護労働は心身の負担が大きいのか？ 高血圧になるのか？

1）どこに？

　循環器機能？ 精神機能？ 栄養状態？

2）なぜ？

　ストレス？ 重労働？ 食生活？

2 問いかけ「なぜそうなのか」

「なぜ」については大きなテーマなので、卒論でやろうと思う。

3 テーマの決定

　Aさんは上記のような思考をたどり、自分の関心のあることで、手がけやすく、提出期限に間に合う内容を決めました。

【テーマ】「高齢者の介護問題－在宅介護を担う人の年次別推移と課題」

【方法】

①「高齢者」と「介護」の定義を確認する。

②専門書や講義資料から介護問題としてあげられていることを調べる。

③高齢社会白書（内閣府）、介護白書、厚生労働省調査結果、日本看護協会調査結果、講義資料を調べてまとめる。その結果から今後の課題を検討する。

テーマの切り口と焦点

　テーマは一つだけ与えられる場合といくつかのなかから選択する場合があります。テーマが一つだけの場合は、自分の興味や関心にあったテーマの観点、切り口を工夫するか、あるいはまとめやすい側面から取り組むようにするとよいでしょう。

　漠然としたテーマの場合は、うまく焦点を絞らなければなりません。テーマが大きすぎると焦点が絞れずに、内容の深さやまとまりに欠けます。テーマが小さすぎても問題が専門的になってくるので書きづらくなります。

ワークシート記入例

氏名　○○○○子

レポート課題　心理学的ストレス理論と看護活動の関連について、あなたの考えを論じなさい。

A　書くテーマを決める、テーマの焦点を絞る

1 テーマを洗い出す、焦点を絞る。

a) まずテーマに含まれる要素を書き出す。

①理論の概要
②心理学的ストレス理論のメカニズムと理論の発展過程
③理論の適用例および看護分野で研究されていること（文献検討）
④適用可能な患者像、看護活動を考える。
　どのような看護活動に活用するか。
→実習経験から適用する看護場面を考える。

b) 興味や関心のあること、疑問や問題を感じること、もっと調べたいと思ったことを中心に絞る。

　臨地実習で手術を受ける患者さんのコーピング行動を見て、関心が深まり、もっと理解を深めたいと思った。

c) テーマを深める問いをする。

　「いつ」「だれが」「どこで」

B　資料収集

2 用語の定義を調べる。

【ストレスコーピング】
　精神的な緊張や負担などのストレスをうまく受け止め、対処行動すること。

3 決めたテーマ、絞った焦点について調べる。
参考論文、講義資料、新聞記事など、何からどのようなことを調べるのか。

4 文献情報
上記の資料の書誌情報を記録する。

(H.A. format : 14)

3 レポートの書き方

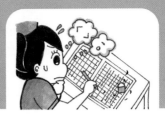

レポート作成のルール

まずレポートを書く際のルールをまとめてみました。この原則に従えば、テーマにそったわかりやすいレポートが書けるはずです。この原則に従って、レポートの書き方について説明していきます。

①自分の言葉で語り、資料から得た情報は出典を明らかにする。

②論理的に語り、何を明らかにし、何が言いたいかを明白にする。序論、本論、結論の形式を意識する。

　　→本論のみしか書かれていないレポートがときどきあります。

③テーマ、内容、結論が一致している。

④書式や文体を統一する。

　　→文体は「である」調で書きましょう。

⑤書けるところから書く。誰が誰に対して書いているかを意識して書く。

⑥長ながと文章を続けない。一文一義を心がける。

⑦引用は正確に行う。

レポート作成のための作文技法

ここではまず具体的な書き方の慣習、きまり、注意点について説明します[63]。

レポートの書式、レイアウトなどは課題が与えられるときに指定されます。まだ手書きの場合もありますが、最近はパソコンを使うことが多くなりました。用紙、文字数、フォントなどで、わからない場合は教員に確認しましょう。

レポートや論文の書式は学会、学術雑誌、あるいはレポート課題を出した担当教員により異なりますが、とくに規定されてない場合は、通常、以下の要領で書きます。

1 体裁

A4判の用紙に横書きとし、1ページに1行40文字×30行とします。これは400字詰め原稿用紙で換算すると3枚（1,200文字）となり、文字量がつかみやすくなります。

B5判の用紙の場合は、1ページを1行32文字×25行とします。これは400字詰め原稿用紙で換算をすると2枚（800文字）となります。

2 文体

　レポートや研究論文の文章は体言止めにしません。体言止めとは名詞で文章を止めてしまう書き方を言います。そうするとその言葉が、どの言葉と並列されているのか、あるいはどの述語が省略されているのか不明確になります。

例 体言止めにはしない

①〜に関する注意が必要。
　➡ 〜に関する注意が必要である。
②左右の相違点は明確。
　➡ 左右の相違点は明確である。

　科学論文では「〜と思う」「〜と感じた」と感想を表す言葉は控えたほうがよいでしょう。本文中の人名には敬称は使いません（氏、教授、様など）。

例 敬称は使わない

安藤氏は〜と言っている。
➡ 安藤は〜と言っている。

3 書式

　原則として数字は半角にします。1桁の数字は全角を用います。英字も半角を使います。
　段落の書き始めは1字下げます。文章の最初の書き出しも1字下げて書きます。文章の途中では1字下げはしません。これができていないと作文の常識を疑われますので注意しましょう。
　段落とは文章のひとまとまりのことで、内容の区切りになります。段落のことを英語では「パラグラフ」と言います。文章をどこで区切って段落（パラグラフ）とすべきかを考えます。

4 句読点

　句点（ 。）は意味の区切りとしてつけます。
　読点は（ 、）は音読の区切りとして、とくに絶対的な規則はなく、意味がわかりやすくなるようにつけます。
　中点（ ・）は単語を意味的に同列に扱う際につけます。

例　句読点

これは愉快である。（句点）

これは、たいへん愉快である（読点）

これは上巻・下巻とも愉快である（中黒）

5 記号表記

　　人の文章や会話を引用する場合には「　」（カギカッコ）、『　』（二重カギカッコ）を使います。書籍名や雑誌名を引用する場合にも使います。

　　「　」や（　）の文末には句点（。）をつけません。

　　全角の「？」や「！」のあとは1字あけます。

6 引用文献、参考文献

　　レポートの末尾には必ず「参考文献」と記して、引用した文献の巻末にある奥付（著者名、書名、出版社、出版地など記した部分）の内容を記載します。

【単行本】著者名（編者名）：書名. 版. 出版社名. 出版年. 掲載ページ数.

【学術雑誌】執筆者名：論文名. 掲載誌名. 巻数・号数. 出版年. 掲載ページ数.

【ウェブ上の文書】著者名（公式機関名）：文書名.〈URL〉（閲覧日）

例　ウェブサイトからの引用

厚生労働省：精神保健福祉法について〈http://www.mhlw.go.jp/kokoro/nation/law.html〉
（2016年2月15日閲覧）

レポート作成のための情報収集

1 情報の信頼性

　　情報を集めるには、図書館などに行って本で調べる方法と、インターネットを使って検索する方法があります。データは誰がどういう目的で作成しているかなどを知って使うことが重要です。鵜呑みにして使うことは、誤った結果を生みやすいので注意が必要です。

　　インターネットはキーワードを使って検索し、膨大な量のデータを見ることができます。ただし、インターネットのみの情報収集はよくありません。内容が正確かどうかわからないからです。インターネットの場合、情報発信者の信頼性が不明な場合が多いです。きちんとした成書から情報を得ることが必要です。

書籍ならば数冊の本を読んで、自分なりの意見をまとめます。図書館などで調べる場合は並んでいる本のなかから、キーワードに直接関連しない本も見つけ、レポート作成に活かすこともできます。

❷ 情報の盗用

書籍などの資料を使って調べる方法でも、インターネットを使って検索する方法でも、調べた情報を引用して活用できますが、自分の見解と区分けして使用することが必要不可欠です。情報を自分の意見として使用すると、盗用になります。

とくにウェブサイトの情報はコピーしやすいので危険です。他人の文章をコピーして使用することは盗作になります。けっして無断で使ってはいけません。

レポートの構成

レポートの一般的な文章構成は3段法、もしくは4段法が多く用いられます。

その基本構造は「序論」「本論」「結論」から成り立っています。あらかじめどの部分に何を書くか、どの文献を用いるかを決めておきます。「レポート構想シート（**レポートワークシート2**）」（**図8**）を活用して、考えたことを整理しておきましょう。また、内容には根拠を示し、信頼性のある文章を書くように心がけることが重要です。

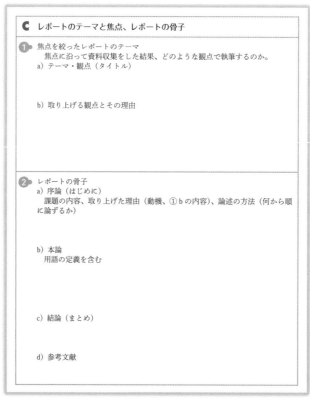

図8　レポート構想シート（レポートワークシート2）

1 序論

　序論は本論への導入部分で、レポートを読む人にこれから何を書こうとしているかわかるように、簡単に道筋をおさえておくことが重要です。テーマに対する考え（動機、背景）、テーマの選定理由、目的、結論に至った経過（論述の方法）などです。

　テーマに対して、今後必要になるであろうことや、新しい視点で何を明らかにしようとしているかなど、読んだ人が「面白そうだな」「この視点は大切」と思えるようであれば、合格です。

　なぜこのテーマを取り上げたかなど、このテーマを取り上げた動機、この問題にはどういう見方があるのか、自分はどういう観点からこの問題を取り上げるのかについて述べるのもわかりやすいと思います。

2 本論

　本論はレポートの中核になる重要な部分です。テーマに対して、調べたことの報告と結果、あるいは主張したいことを書きます。種々のデータをもとにして、正確でわかりやすいことが大切です。

　述べようとする内容をよく理解してもらうためには、あるいはよく理解していることを伝えるには、言葉での抽象的な表現ばかりでなく、具体的な事実や出来事を示すとよいでしょう。

　本論は内容によっていくつかの各論を立てて論じます。それぞれに小見出しをつけておくと、その文章のなかでどんなことが書かれているかがとらえやすくなり、理解しやすくなるからです。たとえば本論の中身をさらに3つの項目に分けて論じてみます。

3 結論

　結論は「まとめ」あるいは「考察」として書かれる場合もあります。本論に述べたことから自分はどういう結論を得たか、あるいはどのような考えに至り、何を学んだか、今後の展望や課題について述べます。

　文章の流れとしては、全体のまとめ・結論、今後の展望・課題を簡潔に書きます。つまり、調べたこと、わかったこと、今後に残された課題などを明らかにするところです。

　レポートを作成することは、自分で考え、既成の常識や概念にとらわれず、その内容の妥当性を論理的に示す訓練をすることで、自己の成長につながる貴重な経験です。

　講義レポートの場合は「考察」「まとめ」として、学びのまとめとテーマに関する自分の考えや意見、今後の自己の課題などをまとめます。

レポート内容の組み立て

　レポート作成にあたっては、わかりやすく、論理的にまとめる必要があります。一生懸命書いた原稿であっても、500字や600字もの内容をまとまりもなく書いては、読む側が

理解に苦しむだけです。どこに何が書かれているのかわかりづらく、読み手がうんざりしてしまうので注意しましょう。

　レポートを論理的にまとめるには、順序や文章構成をどのようにするかを書く前に決めておくことが必要です。書きたい内容をいくつかの項目に分けて、小見出しをつけてみましょう。何をどんな順番で書けばいいのか、構成をとらえやすくなります。

1　パラグラフに分ける

　パラグラフとは長い文章のなかのひと区切り（段落）で、そこで何を言おうとしているのかをひと口で概論的に述べてあることが必要です。これを「トピック・センテンス」と言います。まず、書こうと思う内容をパラグラフに分けます。

例　トピック・センテンス

● A さんは芸術家である。
　→ この事実を具体的に示す。
● ナイチンゲールは生活における環境の重要性を述べている。
　→ その論拠を具体的に示す。

2　パラグラフをつなぐ

　分けたパラグラフ、あるいはまとまりのある内容のブロックを並べて、前後の関連を考え順番を入れ替えたり、接続詞を加えたりして全体をつなぎます。

3　パラグラフのバランスをみる

　内容の量に極端な偏りがないかをみます。全体の組み立てを見渡して、ある部分ばかりをくわしく書きすぎていないかチェックします。

例 課題レポート作成例①

「臨床での看護理論の活用について、1600字前後（A4判2枚）でレポートしなさい」

臨床での看護理論の活用
マズローの動機づけ理論の実施に向けた計画

【序論】

1. はじめに

　今回、研修において、認定看護師として学習した理論を実際の看護活動にどのように活用するかという課題を受けた。現在、私は臨床で主任という立場で働いているが、研修後は認定看護師としての役割も遂行していく必要がある。看護管理者と認定看護師との共通点は看護の質を高めるためのスタッフ教育であると考える。多忙な臨床現場でよりよい看護を実践するには、何よりもスタッフの看護への意欲や、やる気を高めることが不可欠である。

　そこで、今回学習した動機づけ理論のうち、「マズローの欲求5段階説」を職場のマネジメントに活用し、実践するための6か月間の構想を立て、検討することとした。

　論述はまず「マズローの欲求5段階説」を概説し、スタッフの意欲向上や職務満足に関係する事項を文献検索した結果を提示する。次にそれらの事項をふまえて6か月のアプローチをPDCAサイクルを使って提示したい。

【本論】

2. マズローの動機づけ理論について

3. 文献検索結果

4. スタッフの育成計画と評価について

【結論】

5. まとめ（結論あるいは考察にあたる）

6. 参考文献

ワークシート記入例

氏名　○○○○子

C レポートのテーマと焦点、レポートの骨子

1 焦点を絞ったレポートのテーマ

焦点に沿って資料収集をした結果、どのような観点で執筆するのか。

a）テーマ・観点（タイトル）

心理学的ストレス理論と看護活動の関連
手術を受ける患者のコーピングを中心に

b）取り上げる観点とその理由

　臨地実習の際に2日後に手術を受ける患者さんに、看護師が手術前のオリエンテーションをしていた。私は初めての実習で見学していた。そのときの患者さんは厳しい表情をしていて、「わかりました。よろしくお願いします」とだけ言い、とくに質問もなかった。
　私は患者さんの厳しい表情が気になった。患者さんは手術という個人の身に起きた危機的状況にある。私は学習したストレス・コーピング理論を用いて患者さんの理解を深めようと考え、コーピングをサブテーマに取り上げた。人間はさまざまなストレスに遭遇するが、心身の安定を得るには効果的なコーピングをすることが必要であると考える。

2 レポートの骨子

a）序論（はじめに）

課題の内容、取り上げた理由（動機、①bの内容）、論述の方法（何から順に論ずるか）

b）本論

用語の定義を含む。

・心理学的ストレス理論の概要（用語の定義含む）
・ストレス・コーピング理論と患者さんのコーピング行動
・臨地実習で出会った患者さんのコーピング行動を理論と照らし合わせて理解したことを述べ、効果的なコーピングについて考察する。
・健康生活とコーピングの関係を述べ、先行研究などから看護師の役割をまとめる

c）結論（まとめ）

・自分の経験と文献などからわかったこと、学んだことの要約
・今後の自己の課題

d）参考文献

（H.A. format : 15）

4 レポートの提出と評価

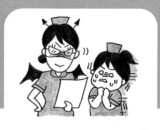

レポート完成前のチェック

1 原稿を練り直す（推敲）

　文章を練り、できあがったレポートを読み直し、以下の手順で文章を練り直します。

　自分の考えを語ったり、書いたりすることで新たな気づきが生まれます。今までの自分になかった、異なった視点を発見し、さらに考えを深めるなかで、自身が成長していくことが重要です。

①主張や記載事項に矛盾はないか。

②論理的に書かれているか。

③序論と本論・結末の内容が一致しているか、ズレはないか。

2 原稿の最終チェック

　レポート提出にあたって、最終チェックを以下の手順で行います。

①テーマは絞り込まれて主張は明確で一貫しているか。関係ないことは書かれていないか。

②自分の意見として書いたものは、感想や情報のコピーでないか。

③図表などは効果的に使用されているか。

④誤字や脱字はないか。

⑤一文は長すぎないか。

⑥主語・述語が明確か。

⑦あいまいな表現はないか。読む人が理解しやすいか。

⑧ページ数は書かれているか。

⑨決められた書式か（用紙サイズ・文字数・枚数）。

⑩引用文献・参考文献が正しく書かれているか。

⑪学籍番号・名前などが記入されているか。

レポートの提出

1 完成日の設定

　レポート完成日の設定は提出期限の2、3日前としましょう。そうすることで余裕ができ、うっかりミスや思い違いがあっても期限までに対処が可能になります。パソコンの不

具合が発生し、あわてることもあるようですから、仕上げは余裕をもって行いましょう。

2 提出方法の確認

　　指定された日時、提出場所を確認します。遅れないように必ず締切期日までに提出しましょう。

3 表紙の体裁

　　レポートは表紙を付け、提出日、課題名、学部学科名、学年、学籍番号、氏名を記入します。開始ページは序論から始め、左上部をステイプラーで留めます（異なる場合があるので担当教員に確認する）。

レポートの評価

　　レポートの評価は、レポートのテーマ（論題）に応じた評価基準によって評価されます。評価基準の多くは講義内容の理解や説得力、自分の考えや主張があるか、文章の論理性はどうかなどを中心としています。また、レポートの形式的な側面（体裁）も基本的な事項として評価されます。

　　ここでは、独創性（新規性）や創造性を要求する高度なレポート評価ではなく、一般的に講義や研修で学んだ際に課題として出されるレポートを想定した評価基準の例を紹介しておきます（**表21**）。自分の書いたレポートがどのような基準で評価されるのかを知っておくことはレポートを書く際によい指針となります。

評価項目	評価観点	評価点
1. 課題把握（10点）	レポート課題を理解し、答えるべき内容が記述されている	
2. 論述能力（50点）	1）用語や概念の解釈が適切である 2）レポートの構成・文章の記述が明確である 　（序論・本論・結論に沿っている） 3）自分なりの考え・意見を記述している	
3. 探求能力（20点）	自分で調べたり、資料を活用した内容が記述されている	
4. レポートの作法（10点）	1）誤字、脱字がない 2）参考・引用文献が記載されている	
5. 提出期限（10点）	期限内に提出されている	
計（100点）		

表21　レポート評価表

5 課題図書レポートの書き方

課題図書レポートには何を書くのか

　レポートのなかには課題図書を読んだうえで、レポート作成を課せられる場合があります。課題図書レポートでは何を書けばよいでしょうか。

　課題図書レポートは、読書感想文にならないように以下の項目について書きます。ここでは、「本の概要」をまとめるときに役立つ長文要約の方法と「本の論点」「考察」を書く際に役立つ「考えるシート」を紹介します。

①本の概要：テーマ、著者の主張、方法。

②本の論点：疑問に思ったこと、関心をもったこと。

③論点に対する考察：②であげた論点について、自分の考察。

長文要約の方法

　「要約」をするという作業は、文章構成を読み解き、または話の本筋をつかみ、何が言いたいのかを理解することになります。つまり、文書を読んで、概要をつかみ、重要な要点を落とさずに理解する力をつけるために必要なのです。また、話を聞く際にも要約力が必要になります。

1 文章の読み方

　文章の読み方には、すくい読み、探索読み、分析読みなど、いろいろな種類があります[64]。このうち、分析読みがわかりやすいでしょう。分析読みとは、全体の文章のなかで、何が言いたいのか（中心主張）、その根拠は何か（中心根拠）を見つける読み方です。　まず、1回下読みをし、段落を見つけて分析読みをします。段落は内容のまとまりごとに区切られているので、段落ごとに重要と思われる内容を抜き出してアンダーラインを引きます。

2 要約作業

　分析読みでアンダーラインを引いた重要部分を抜き出し、それを繋いで、中心主張、その根拠、その補足説明を見分けて文章を構成します。指定された文字数に調整します。

　課題にもよりますが、この要約作業は必ずしも本全体にする必要はありません。全体については流れ程度にとどめ、1章分、1項分など部分的に要約すればよいでしょう。

考えるシート

　次に工藤[65]が考案した「考えるシート」を応用して課題図書レポートを作成してみましょう。私たちはあることについて考えたことを書きなさい、あるいは考えを述べなさいといった課題が出されることがあります。その場合に「考える」とは、どのようにすればよいのかわからないものです。工藤[65]は「考える」ための道具として、以下の12項目をあげています。

①別の言葉を使って表現する。

②テーマに関するいくつかのアイデアの共通項をカッコでくくって分類する。

③さまざまな考えの共通点と相違点を比べる。

④具体的な事例と抽象的な概念を往復しながら考える。

⑤これまで語られてこなかった新しいストーリーをつくる。

⑥題材について似ているものを探してたとえる。

⑦題材に対する自分の感情を確かめる。

⑧題材について固定観念や思い込みや偏見はないかを調べてみる。

⑨なぜ？　と問いかける。

⑩「もしも……なら」という言葉を使ってさまざまな状況を仮定する。

⑪題材の逆の立場を想定する。

⑫全体と部分を分ける。

　この「考えるための12の項目」は自分なりに考えを展開して書く際の羅針盤になると述べています。12の項目は考えられるポイントが示されているので、それらにそって整理してみることで題材について問題意識が高まり、明確な文章が書けるようになります。

　また、「考えるための12の項目」のキーワードを用いて作られた「考えるシート」[65]は、書き手が自分の考えを整理したりイメージを広げるために役立ちます。シートはシートを埋めるためのものではなく、考えを整理したり組み立てたりするのに使います。すべて埋められなくても書いた部分を組み合わせたり、観点を変えたり、優先順位を考えるなどして発展させることができます。

課題図書を読み解く思考の 12 ブロック

　以下に工藤の「考えるシート」を応用し、「課題図書を読み解く思考の 12 ブロック」（レポートワークシート 3）をつくってみました（**図 9**）。この 12 ブロックに答えたものをつないで文章にしていきます。

　さらに「ナイチンゲールの『看護覚え書』について、興味関心のある章を選び、1600 字程度にてレポートしなさい」という課題について、「思考の 12 ブロック」をつくってみました。この「思考の 12 ブロック」をもとに作成したレポートを 181、182 ページに掲載しています。

①この本やある章に、どのようなことが書かれているか、いくつかテーマをあげる。	②あげてみたテーマについて、別の言葉で言い換える。
③いくつかあげたテーマの内容について比べる。	④テーマについての具体例を抜き出す。
⑤テーマについて、自分でも具体例を考える。	⑥テーマや具体例について、似ているものを探し何かにたとえる。
⑦テーマや具体例について、感じたことをまとめる。	⑧テーマや具体例について、ほかの考え方や意見がないか調べ、自分の考えが偏っていないか考える。
⑨このテーマについて、「なぜ〜」と問いかける。	⑩この本やある章を読んで変化した自分を予想する。
⑪このテーマについて、反対意見や異なる考え方を示す。	⑫テーマや具体例について、もっと大きなテーマを設定してそこから考える。

図 9　課題図書を読み解く思考の 12 ブロック（レポートワークシート 3）

例 『**看護覚え書**』**課題図書レポートのための思考の 12 ブロック**

①この章のテーマを別の言葉で言い換える。

②この章はどのような看護技術について書かれているか示す。

③この章を読んで共感する部分とその理由をまとめる。

④この章の看護技術について示されている具体例を抜き出す。

⑤この章の看護技術に関する具体例を自分で考える。

⑥この章の看護技術について、これまで体験したことがある経験や出来事をあげる。

⑦この章の看護技術について、思い起こされる書籍、雑誌、授業、事例などをあげてまとめる。

⑧この章を読んで感じたことや自分の考えをまとめる。

⑨ナイチンゲールがこの章を書いた理由をまとめる。

⑩この章を読んで変化した自分の考えをまとめる。

⑪この章の看護技術の考え方に対して、反対意見がないか考える。

⑫この章のテーマがこれまでの看護に与えた影響をまとめる。

例 課題レポート作成例①

「ナイチンゲールの『看護覚え書』の内容で興味・関心のある章を選び、1600字前後（A4判2枚）でレポートしなさい」

1. はじめに
　今回、私は『看護覚え書』の「第11章 からだの清潔」を選んだ。その理由は、高校時代に一日看護体験で、患者さんの「足浴」を看護師さんといっしょに行ったときの患者さんの笑顔が印象的だったからだ。近代看護の創始者と言われるナイチンゲールは身体の清潔についてどのような考えをもっているのか学びを深めたいと思いこの章を選択した。

2. 本論
　この章には患者の清拭の意義について書かれている。体の清潔といっても清潔を保つだけでなく、患者に解放感を与えるとも言っている。文章中に「解放感や安らぎは生命力を圧迫していた何ものかが取り除かれて、生命が解き放たれた、まさにその徴候の一つ」とある。私はこれを読み、この章は「体の清潔と生命力の維持」と言い換えられると思った。
　清拭は単にきれいにするというだけでなく、患者さんを回復に導くうえで重要な行為であると感じた。つらい入院生活を送る患者さんにとって、安らぎと解放感を与えることは気持ちを新たにして、闘病意欲が高まることにもつながると考える。
　私が風邪をひいて、つらくてお風呂に入れなかったとき、母が体を拭いてくれたことがあった。そのときは温かいタオルで拭いてもらうことで癒され、とても気持ちがよかった。実際に気分がすっきりしていやな気分が飛んでいった経験がある。
　ナイチンゲールがこの章を書いた理由を考えてみる。患者さんにとってどのような看護が適切であるかを考え、その答えは清潔ケアをとおして清潔と同時に患者さんに解放感と安らぎを与えることだと言いたいのではないか。だから清拭の具体的な方法や使う水の質（硬水ではなく軟水）といった細部にまで書いているのだろう。
　この章は、病気の治療を手助けすることだけが看護ではないという概念の見直しや、体が清潔であるということが生命を維持するうえでいかに大切かを伝えている。

3. 考察
　「第11章 からだの清潔」のなかで、ナイチンゲールは清潔の意義は患者に解放感と安らぎを与えることだと述べていた。私はこれまで清拭は体を清潔にするだけだと思っていた。この章を読んで、それだけでなく、患者さんの心に響き、安らぎを与えて、生命力までも保つきっかけになるのだということがわかった。このような考えが、多くの看護師にも伝わり、その後の看護に影響を与えていると感じた。
　私たちはこれから、いろいろな考え方を知る機会があるが、ナイチンゲールの考えを受け継ぎ、看護の本質を追求していく必要があると感じた。そして、今後患者さんにとっていちばんよい看護を専門職として提供できる看護師になるように努力していきたい。
　それにはまず、知識・技術を習得するために授業に集中し、ノート整理の習慣化が課題である。

4. 参考文献

例 課題レポート作成例②

「ナイチンゲールの『看護覚え書』の内容で興味・関心のある章を選び、1600字前後（A4判2枚）でレポートしなさい」

1. 序論

　ナイチンゲールは看護師にではなく、世の中の女性に向けて家族の健康を守るための必要な考え方について『看護覚え書』にまとめた。そのなかで看護とは何かを定義し、明らかにしている。

　以前、病気をほんとうに治すのは自然治癒力であり、医学も看護も直接病気を治すものではないということを学んだ。医学も看護もあくまでもその人に備わった自然治癒力を助けるのである。では看護はどのように自然治癒力を助けるのだろうか？

　私は「第1章　換気と保温」を選んだ。それは著書のなかでナイチンゲールは「よい看護が行われているかどうかを判定するための基準として、まず空気を清浄に保つこと」と述べていたからである。このことがどのように重要なのか、どのように自然治癒力を高めるのかを考えてみたい。

2. 本論

　この章は適切な保温と清浄な空気を取り入れることの大切さを述べている。それを強調するために次のように表現されている。

「よい看護が行われているかの基準として第一にあげられること、何をさておいても患者にとって必要不可欠なこと、それは患者が呼吸する空気を患者の身体を冷やすことなく、屋外の空気と同じ清浄さに保つことである」

　つまり、臭気や湿気、あるいは人体から発する臭気や汚染物の臭気などは病室にいる患者が呼吸して吸う。その空気が清浄でなければ不快で、苦痛あるいは他の病気に罹患しやすい条件すら与えてしまう。それが患者の気分や回復意欲に影響し、ナイチンゲールのいう自然治癒力を妨げていることにつながると考える。よって私はこの章を「換気と保温の意義」と言い換えたい。

　私はあまり人の入らない物置部屋に久しぶりに入ったとき、「もわ～っ」として不快な空気だと感じたことがある。「窓をあける」「換気する」、たったこれだけのことで生活の快適さや看護の質が大きく変わることが理解できた。空気だけでなく、空気の清浄さに影響する清潔さや光なども、療養生活に大きな影響を与えていることを改めて感じた。

3. まとめ

　これまで看護師は医師の指示どおり動くものだと思っていた。今回「第1章　換気と保温」を読み、今後は看護師の自らの考えで役割を果たすことの重要性を実感した。

　看護はナイチンゲールをはじめ、先人の看護師たちにより、看護学として独立できたのだと思った。患者の環境を整え、食事や身体の清潔など生活面を整えて患者のもつ自然治癒力が効果的に働きやすくする。これが看護のめざす姿であることを忘れないようにしたい。

4. 参考文献
1）フローレンス・ナイチンゲール. 看護覚え書. 改訳第7版. 薄井坦子ほか訳. 東京, 現代社, 2011, 299p.
2）小南吉彦. 住居の健康（1）、（2）.『看護覚え書』を読む. 第2号. 東京, 現代社, 2014.

引用・参考文献

1) 杉野欽吾. 臨床看護研究入門. 東京, 医学書院, 1992, 187p.

2) 数間恵子ほか編. 看護研究のすすめ方・よみ方・つかい方. 第2版. 東京, 日本看護協会出版会, 1997, 171p.

3) デニス・F・ポーリットほか. 看護研究：原理と方法. 近藤潤子監訳. 東京, 医学書院, 1994, 433p.

4) メイベル・アン・ワンデルト. 看護研究の手びき：卒後研究のために. 海老名洸子ほか訳. 東京, 医学書院, 1976, 406p.

5) 和田攻ほか編. 看護学大事典. 東京, 医学書院, 2002, 3166p.

6) ドナ・ディアー. 看護研究：ケアの場で行なうための方法論. 小島通代ほか訳. 東京, 日本看護協会出版会, 1984, 480p.

7) ノーマン・K・デンジン, イヴォンナ・S・リンカン編. 質的研究ハンドブック1巻：質的研究のパラダイムと眺望. 平山満義ほか訳. 京都, 北大路書房, 2006, 1-3.

8) グレッグ美鈴ほか. よくわかる質的研究の進め方・まとめ方：看護研究のエキスパートをめざして. 東京, 医歯薬出版, 2007, 172p.

9) 片桐隆嗣. "質的研究の技法". 社会を読み解く技法：質的調査法への招待. 北澤毅ほか編. 東京, 福村出版, 1998, 23-44.

10) アイミー・ホロウェイほか. ナースのための質的研究入門：研究方法から論文作成まで. 野口美和子監訳. 東京, 医学書院, 2000, 3-4.

11) 瀬畠克之ほか. 質的研究の背景と課題：研究手法としての妥当性をめぐって. 日本公衆衛生雑誌. 48 (5), 2001, 339-43.

12) 舟島なをみ. 質的研究への挑戦. 東京, 医学書院, 1999, 42-8.

13) 松木光子ほか編. "事例研究". これからの看護研究：基礎と応用. 東京, 廣川書店, 2000, 53-4.

14) 前掲13), 69-78.

15) 前掲13), 54-6.

16) 前掲13), 84-6.

17) 大木秀一. 文献レビューのきほん. 東京, 医歯薬出版, 78-85.

18) 国際看護師協会. 看護研究のための倫理のガイドライン. インターナショナルナーシングレビュー. 20 (1), 1997, 60-6.

19) アメリカ看護師協会. Human Right Guidelines for Nurses in Clinical and Other Research. American Nurses Association, 1985.

20) 南裕子. 看護研究の倫理審査体制づくり. 看護研究. 34 (2), 2001, 13-6.

21) 日本看護協会. "看護研究における研究倫理チェックリスト". 看護研究における倫理指針. 東京, 2004, 24p.

22) 野嶋佐由美. 看護における研究. 東京, 日本看護協会出版会, 2008, 106.

23) 佐藤淑子ほか編. 看護文献・情報へのアプローチ. 東京, 医学書院, 2000, 146p, (JJNスペシャル, 65).

24) 山崎茂明ほか. 看護研究のための文献検索ガイド. 第4版. 東京, 日本看護協会出版会, 2005, 210p.

25) 佐藤淑子ほか編. Web検索・文献検索入門. 東京, 医学書院, 2013, 156p, (JJNスペシャル, 95).

26) ジェリー・トーマスほか. 最新体育・スポーツ科学研究法. 宮下充正ほか訳. 東京, 大修館書店, 1999, 542p.

27) 川口孝泰. 看護における研究. 東京, 日本看護協会出版会, 2008, 205.

28) 南裕子. 看護における研究. 東京, 日本看護協会出版会, 2008, 22.

29) 川島みどり. 臨床看護技術研究の意義と今後の課題. 看護研究. 34 (5), 2001, 367-8.

30) 牛久保美津子. 慢性病患者のケアに関する研究の動向と今後の課題. 看護研究. 33 (3), 2000, 203-11.

31) 神郡博. 精神看護に関する研究の動向と今後の課題. 看護研究. 33 (3), 2000, 177-83.

32) 川口孝泰ほか. 学会掲載論文からみた今後の看護研究活動の課題. 日本看護研究学会雑誌. 23(4), 2000, 85-91.

33) 季羽倭文子ほか. 日本がん看護学会における過去 10 年のがん看護研究の動向. 日本がん看護学会誌. 12 (1), 1998, 41-9.

34) 日本の看護研究への「2 つの提言」. <http://d.hatena.ne.jp/yuito33/20140416/1397615358>

35) 東京大学大学院医学系研究科老年看護学 / 創傷看護学分野. 真田弘美教授 10 年間の歩み. <http://www.rounenkango.m.u-tokyo.ac.jp/2016sanada_ayumi>

36) パメラ・J・ブリンクほか. 看護研究計画書：作成の基本ステップ. 小玉香津子ほか訳. 東京, 日本看護協会出版会, 1999, 2-4.

37) 佐藤郁哉. フィールドワークの技法：問いを育てる、仮説をきたえる. 東京, 新曜社, 2002, 127-51.

38) 福原俊一. リサーチ・クエスチョンの作り方：診療上の疑問を研究可能な形に. 第 3 版. 京都, 健康医療評価研究機構 (iHope), 2015, 25-26, 88-90.

39) G・キングほか. 社会科学のリサーチ・デザイン：定性的研究における科学的推論. 馬渕勝監訳. 東京, 勁草書房, 2004, 16-21.

40) 島根県教育センター浜田教育センター.「改めて研究と向き合う教員のためのウオーミングアップ・ブック：ウォーミングアップ 9 研究の構想を立てる」<http://www.pref.shimane.lg.jp/education/kyoiku/kikan/hamada_ec/kenkyu/kiyou_houkoku/kenkyu-no-kenkyu.data/9.pdf>（2015 年 7 月 22 日閲覧）

41) ホーリー・スコドル・ウイルソンほか. 看護研究ワークブック：基礎からの実力養成 96 課題. 濱畑章子ほか訳. 東京, 医学書院, 2001, 180.

42) 林太郎. 新しい論文・レポート・作文の書き方. 東京, 新星出版社, 1976, 4.

43) 織田千賀子ほか. 看護師が認知するタイムマネジメント阻害要因の検討. 日本看護医療学会誌. 24 (1), 2022, 1-2.

44) 小笠原喜康. 大学生のためのレポート・論文術. 講談社現代新書, 2002, 22.

45) 浦上昌利ほか. 心理学・社会科学研究のための調査系論文の読み方. 東京, 東京図書, 2008, 44-8.

46) 白佐俊憲. 研究の進め方・まとめ方. 東京, 川島書店, 1980, 245p.

47) 佐良木昌. Word を使った大学生のための論文作成術：思考技術・情報処理技術を書く力へ. 東京, 明石書店, 2004, 112.

48) 松井豊. 心理学論文の書き方：卒業論文や修士論文を書くために. 改定新版. 2010, 104-8.

49) 前掲 22), 192.

50) 留田由美ほか. 看護学科における初年次教育の効果探索：入学後 4 か月の自己教育力, 自己管理能力を中心に. 中部学院大学・中部学院大学短期大学部研究紀要. 16, 2015, 127-34.

51) 坂下玲子ほか. 中・大規模病院における看護研究に関する全国調査. 日本看護科学学会誌. 33 (1), 2013, 91-7.

52) 加藤栄子ほか. 中堅看護職者の職務継続意志と職満足及び燃え尽きに対する関連要因の検討. 日本看護管理学会誌. 15 (1), 2011, 47-55.

53) 足立はるゑほか. 某公立病院看護師の精神健康度およびストレス対処行動についての検討. 産業衛

生学雑誌. 41 (4), 1999, 79-87.

54) 中村小百合ほか. 成人期の2型糖尿病患者が抱く食事の自己管理行動に関する認識と情動. 日本看護医療学会雑誌. 11 (1), 2009, 15-24.

55) 大野道絵ほか. 成人型アトピー性皮膚炎をもつ対象者の行動に関する研究. 日本看護研究学会雑誌. 25 (1), 2002, 35-6.

56) 山口直己ほか. 保健看護学科初年次教育の効果と課題：自己教育力と自己管理能力の側面から. 中部大学教育研究. No11, 2011, 95-101.

57) 足立はるゑほか. 看護職のストレスマネジメントに関する研究：ストレス・ストレスコーピング尺度 (SSCQ) の看護職のへの適用. 産業衛生学雑誌. 47 (1), 2005, 1-10.

58) 足立はるゑほか. 看護業務遂行過程におけるタイムマネジメントの思考要素探索：病棟勤務看護師の実践からの分析. 日本看護管理学会誌. 14 (1), 2010, 59-67.

59) 安藤喜久雄編. わかりやすい論文・レポートの書き方：テーマ設定から・情報収集・構成・執筆まで. 実業之日本社, 東京, 1999, 17-8.

(60) 前掲59), 85-91.

61) 宮内克男編. レポート・論文のまとめ方と書き方：保育・教育と看護・福祉のために. 増補版. 東京, 川島書店, 1998, 4.

62) 大学における看護系人材養成の在り方に関する検討会:最終報告. 平成23年3月11日文部科学省, 2011, 8, 28.

63) 前掲44), 18-33.

64) 学習技術研究会編. 知へのステップ：大学生からのスタディ・スキルズ. 第3版. 東京, くろしお出版, 2011, 234p.

65) 工藤順一. 文書術:読みこなし、書きこなす. 中公新書, 2010, 東京, 中央公論新社, 2010, 180p.

参考図書

1) 井上幸子ほか. 看護における研究. 東京, 日本看護協会出版会, 1991, 83, (看護学大系第10巻).

2) アンセルム・ストラウスほか. 質的研究の基礎：グラウンデッド・セオリーの技法と手順. 南裕子監訳. 東京, 医学書院, 1999, 19.

3) パメラ・J・ブリンクほか. 看護研究計画書：作成の基本ステップ. 小玉香津子ほか訳. 東京, 日本看護協会出版会, 1999, 362p.

4) 末永俊郎編. 社会心理学研究入門. 東京, 東京大学出版会, 1987, 281p.

5) 松木光子ほか編. これからの看護研究：基礎と応用. 東京, 廣川書店, 2000, 376p.

6) 池田央. 行動科学の方法. 東京, 東京大学出版会, 1971, 370p.

7) 早川和生. 看護研究の進め方・論文の書き方. 東京, 医学書院, 1991, 146p, (JJNスペシャル).

8) 黒田裕子. 黒田裕子の看護研究 Step by Step. 東京, 医学書院, 1997, 244p.

9) 古谷野亘. 実証研究の手引き. 東京, ワールドプランニング, 1992, 196p.

10) 緒方昭ほか. 看護研究への招待. 改訂3版. 京都, 金芳堂, 1994, 156p.

11) 平野信喜. リポートライティングで学ぶ人間科学. 京都, ナカニシヤ出版, 1993, 218p.

12) 杉原四郎ほか. 研究レポートのすすめ：卒論・ゼミ論のまとめ方. 東京, 有斐閣, 1979, 210p.

13) 山添美代ほか. 看護研究のための文献検索ガイド. 第3版. 東京, 日本看護協会出版会, 1999, 155p.

14) 古郡廷治. 論文・レポートの文章作法. 東京, 有斐閣, 1992, 226p, (有斐閣新書).

15) 鈴木庄亮ほか. 保健・医療・福祉のための論文のまとめ方と書き方. 東京, 南江堂, 1999, 128p.

16) 稲岡文昭. 研究発表・論文公表時の倫理的配慮と研究者の倫理. 看護研究. 34 (2), 2001, 35-40.

17) 藤田保健衛生大学衛生学部衛生看護学科. 卒業論文指導指針. 2000.

18) アメリカ心理学会. APA論文作成マニュアル　第2版. 東京, 医学書院, 2011, 328p.

質的研究の参考図書

1) ウヴェ・フリック. 質的研究入門：人間の科学のための方法論. 小田博志ほか訳. 東京, 春秋社, 2002, 410p.

2) J・ロフランドほか. 社会状況の分析：質的観察と分析の方法. 進藤雄三ほか訳. 東京, 恒星社厚生閣, 1992, 372p.

3) 佐藤郁哉. フィールドワークの技法：問いを育てる、仮説をきたえる. 東京, 新曜社, 2002, 346p.

4) バーニー・G・グレイザーほか. データ対話型理論の発見：調査からいかに理論をうみだすか. 後藤隆ほか訳. 東京, 新曜社, 1996, 383p.

質的研究として有用と思われる研究論文

1) 花出正美ほか. 頭頸部がん治療後5年未満の人々のクオリティ・オブ・ライフ. 日本看護科学会誌. 21 (1), 2001, 40-50.

2) 水田真由美. 新卒看護師の職場適応に関する研究：リアリティショックからの回復過程と回復を妨げる要因. 日本看護科学会誌. 23 (4), 2003, 41-50.

3) 長佳代. 小児腎移植後患者の思春期における療養行動の変化と関連する条件. 日本看護科学会誌. 25 (2), 2005, 3-11.

4) 大西みさほか. 在宅酸素療法患者の受容過程. 日本看護研究学会雑誌. 27 (5), 2004, 39-48.

5) 重松豊美ほか. 子宮の手術を受けた患者の排便の実態. 日本看護科学会誌. 26 (2), 2006, 12-22.

6) 沖中由美. 身体障害をもちながら老いを生きる高齢者の自己ラベリング. 日本看護研究学会雑誌. 29 (4), 2006, 23-31.

看護研究ワークシート
研究計画書
レポートワークシート

この章のねらい

　巻末資料として看護研究ワークシートと研究計画書、レポートワークシートを添付しました。これを切り取って、あなた自身の考えをまとめるのに活用してください。

看護研究ワークシート

研究の進め方

提出日		
年	月	日
氏名		

(H.A. format : 1-7)

氏名

A 研究したい事柄の焦点を絞り、研究課題（テーマ）を明確にする作業

1 今回、研究として取り上げたいこと、疑問や問題に感じていることを、具体的に気楽に書いてみる（動機、エピソード、考えたこと、思ったことなどを含める）。

2 研究目的（**1**で取り上げた疑問や問題をどのようにしたいか、何をめざすのか）

3 **2**の研究目的を達成するには何が関連するのか（原因、誘因、関連要因）を列挙する。
→全体像がわかる。

4 **3**で列挙したことを活用して、自分が明らかにしたい研究疑問を複数書き出す（大づかみに文献を調べると列挙しやすい）。

5 研究課題（今回、研究として取り組みたい課題を上記から選び、疑問文で表す）

氏名

6 研究の意義・研究の可能性（看護にとってどのように役立つか、どんな点で貢献できるか、実践的・理論的な研究の意義を述べる。自分の興味・関心のみでなく、臨床現場にとって重要な問題か、同時にどのような研究方法が考えられるかを予測してみる）

7 ❺で選んだ研究疑問（研究課題）に関連することを詳細に書き出し、それら相互の関連を検討する（参考書、文献などで確認する）。→研究したいことの全体像を把握し、取り上げる研究の範囲やコントロールの必要性などがみえる。

8 用語の定義（必須）　仮説（必要時）

(H.A. format : 2)

氏名

9 研究の背景と研究の必要性（あなたが研究しようと思ったことはこれまでに、何がどこまで明らかにされているか、文献を検索し、よく読み、整理する→検索した論文の要点を把握し検討してから記入）

9 － 1　文献検索範囲（索引誌、年）および検索方法・検索結果

9 － 2　研究の背景（何がどこまで明らかになっているか）

9 － 3　研究疑問の深化と研究の必要性・意義（文献検討により、問題点やまだ研究されてないことを探し出し、そのことが看護にとってどのような重要性をもつかを述べる）

a）これまでに明らかになっていることや、知識を得て当初の研究課題（研究疑問）をさらに深め、追及し、研究疑問を練り直す。b）文献検討の結果から自分が行おうとしている研究がなぜ研究する必要があるか、独創性のある研究課題（テーマ）を決めるに至った考えを以下に述べる。

氏名

⑩ この研究で適用可能な概念・理論・原理、あるいは解決策を示唆する理論は何かを検討し、決定する（研究論文や参考書などで探す）。その検討内容、決定事項を理由と合わせて以下に述べる。

⑪ 研究の枠組み・概念枠組み（研究課題をどのような視点でとらえるかを示す。研究の構造を図で表し、関連を矢印で示す）

⑫ 図の説明（⑪の図に示した研究の考え方を説明する。なぜこの理論・概念を用いたか、研究課題とそれらの関係をそのように考えたか、研究目的との関連で説明する）

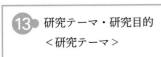

氏名

13 研究テーマ・研究目的
　　＜研究テーマ＞

　　＜研究目的＞

---

14 研究内容（研究の枠組み、用語の定義にもとづいて調査内容・調査項目を決定する）

---

15 研究を進めるにあたって必要な知識の確認や学習が必要な事柄（とくに研究課題のキーワードについて、定義、一般的な知識、統計的数値、歴史など幅広く深く列挙する）

氏名

B 研究課題に適した研究方法を検討する。

1 自分の研究課題にとって適切な研究方法は量的研究か、質的研究か、実験研究かなどを吟味し、その理由を含めて述べる。

2 研究課題を明らかにするために研究の場、対象の条件、データ収集方法をどのようにするか、理由を含めて述べる。

3 データ収集方法の具体的な手順と調査期間、調査内容、分析方法を具体的に書く。

氏名

4 研究の倫理的配慮

5 データ収集過程全体の客観性と正確さを保つために留意することや、結果に影響を及ぼす可能性のある事柄はないか、そのコントロール方法（測定用具の信頼性など）を検討する。

(H.A. format : 7)

ワークシートによる以上の検討結果を研究計画書にまとめる。

標　題	
著　者	
雑誌名等	

巻・号	巻	号	～　頁	年

研究目的	

研究方法 対象・期間 データ収集方法	

結果・結論	

標　題	
著　者	
雑誌名等	

巻・号	巻	号	～　頁	年

研究目的	

研究方法 対象・期間 データ収集方法	

結果・結論	

(H.A. format : 8)

氏名

文 献 名 （論題）		
著 者		
出 典		
研究目的		
研究方法 データ収集法、 対象、研究期間、 調査内容、尺度		
結 果		
結 論		

氏名

＜研究テーマ＞

　テーマを見て、研究内容が分かるように具体的に記述する。

●研究動機・問題意識	●研究仮説	●研究の目的
この研究に取り組む理由、（疑問や問題意識）を記述する。 研究課題の現状、研究の背景（先行研究の状況）、研究の必要性を記述する。	研究課題を探索するための見通しを仮説として記述する。あるいは研究の方向性を具体的に記述する。	この研究で明らかにしたいことは何かを記述する。
	●研究手順 どのような研究方法でどんな手順でデータを得るのかを記述する。	
	●研究成果の検証 研究目的をどのような指標でどう評価するかを記述する。	
主要参考文献	この研究において参考となるおもな研究論文を記載する。	

氏名

1. テーマの候補 　仮のテーマ（タイトル）、思いつくテーマ（タイトル）をいくつかあげる	
2. 結果に述べる順番を決める。 　最初に何を、次に何を論ずるか	
3. 結果に使用する図表は何を使うか、資料は揃っているか	
4. わかっている論点は何か、いくつあるか	
5. 使用する文献は整理できているか	
6. 結論として何が言えるか	

研究計画書

提出日			
	年	月	日
氏名			

(H.A. format : 12-13)

氏名

研究テーマ

研究の動機と問題提起（問題の表明）

研究の背景と研究の必要性（文献検討、これまで何がどこまで明らかになっているかなど）

用語の定義（研究で用いるキーワードの定義）

文献検索範囲（索引誌、年）および検索方法、結果

氏名

研究目的（今回の研究で何を明らかにするか、焦点を絞り、具体的に表現する）

研究方法〔研究デザイン、対象、対象の条件、研究期間、データ収集方法（測定用具、手順）、調査内容、分析方法〕

研究対象、条件、データ収集方法（既存の尺度など）の選択理由

研究の倫理的配慮

研究スケジュールと協力者、役割分担、研究経費（予備調査、実験計画を含む）

レポートワークシート

レポート構想シート

課題図書を読み解く思考の 12 ブロック

氏名

レポート課題

A 書くテーマを決める、テーマの焦点を絞る

1 テーマを洗い出す、焦点を絞る。
　　a）まずテーマに含まれる要素を書き出す。

　　b）興味や関心のあること、疑問や問題を感じること、もっと調べたいと思ったことを中心に絞る。

　　c）テーマを深める問いをする。
　　　「いつ」「だれが」「どこで」

B 資料収集

2 用語の定義を調べる。

3 決めたテーマ、絞った焦点について調べる。
　　参考論文、講義資料、新聞記事など、何からどのようなことを調べるのか。

4 文献情報
　　上記の資料の書誌情報を記録する。

氏名

C レポートのテーマと焦点、レポートの骨子

1 焦点を絞ったレポートのテーマ

焦点に沿って資料収集をした結果、どのような観点で執筆するのか。

a) テーマ・観点（タイトル）

b) 取り上げる観点とその理由

2 レポートの骨子

a) 序論（はじめに）

課題の内容、取り上げた理由（動機、①ｂの内容）、論述の方法（何から順に論ずるか）

b) 本論

用語の定義を含む。

c) 結論（まとめ）

d) 参考文献

氏名

①この本やある章に、どのようなことが書かれているか、いくつかテーマをあげる。	②あげてみたテーマについて、別の言葉で言い換える。
③いくつかあげたテーマの内容について比べる。	④テーマについての具体例を抜き出す。
⑤テーマについて、自分でも具体例を考える。	⑥テーマや具体例について、似ているものを探し何かにたとえる。
⑦テーマや具体例について、感じたことをまとめる。	⑧テーマや具体例について、ほかの考え方や意見がないか調べ、自分の考えが偏っていないか考える。
⑨このテーマについて、「なぜ〜」と問いかける。	⑩この本やある章を読んで変化した自分を予想する。
⑪このテーマについて、反対意見や異なる考え方を示す。	⑫テーマや具体例について、もっと大きなテーマを設定してそこから考える。

索引
INDEX

●著者略歴

足立はるゑ（あだち　はるゑ）

厚生省看護研修研究センター幹部看護教員養成課程修了
中部大学大学院経営情報学研究科修了（経営学修士）
岐阜大学大学院医学研究科研究生満期修了（医学博士）

臨床看護師、看護専門学校専任教員、市民病院副看護部長を経て、
1997 年、藤田保健衛生大学衛生学部衛生看護学科教授。
以後、愛知を中心に大学にて看護教育に従事。
2018 年～ 2022 年 3 月、修文大学看護学部看護学科教授。

・日本看護科学学会代議員
・日本看護管理学会評議員
・日本看護学教育学会評議員
・日本看護医療学会専任査読委員

専門：基礎看護学、成人看護学、看護管理学

改訂 5 版 看護研究サポートブック
—研究計画書がラクラク完成！

2005年 2 月 1 日発行	第 1 版第 1 刷
2007年 3 月15日発行	第 1 版第 4 刷
2007年 9 月30日発行	第 2 版第 1 刷
2011年 2 月10日発行	第 2 版第 4 刷
2012年 4 月 1 日発行	第 3 版第 1 刷
2015年 6 月20日発行	第 3 版第 5 刷
2017年 2 月10日発行	第 4 版第 1 刷
2021年 6 月30日発行	第 4 版第 6 刷
2022年12月10日発行	第 5 版第 1 刷

著　者　足立 はるゑ
発行者　長谷川 翔
発行所　株式会社メディカ出版
　　　　〒532-8588
　　　　大阪市淀川区宮原 3 − 4 − 30
　　　　ニッセイ新大阪ビル16F
　　　　https://www.medica.co.jp/
編集担当　猪俣久人
装　　幀　株式会社イオック
本文イラスト　中山有香里
組　　版　株式会社明昌堂
印刷・製本　日経印刷株式会社

© Harue ADACHI, 2022

ISBN978-4-8404-8136-6　　　　　　　　　　　　Printed and bound in Japan

当社出版物に関する各種お問い合わせ先（受付時間：平日 9：00 〜 17：00）
●編集内容については、編集局 06-6398-5048
●ご注文・不良品（乱丁・落丁）については、お客様センター 0120-276-115